麻醉临床技能操作精讲

苗壮　李禹　主编

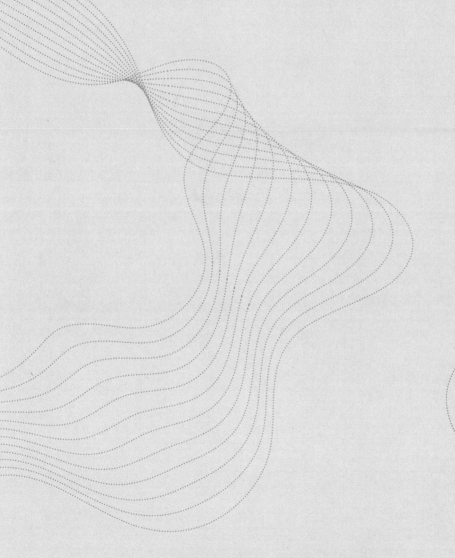

北方联合出版传媒（集团）股份有限公司

辽宁科学技术出版社

图书在版编目（CIP）数据

麻醉临床技能操作精讲 / 苗壮, 李禹主编. -- 沈阳：辽宁
科学技术出版社, 2025. 2. -- ISBN 978-7-5591-4098-2

Ⅰ. R614

中国国家版本馆CIP数据核字第202560YB35号

出版发行：辽宁科学技术出版社
　　　　　（地址：沈阳市和平区十一纬路25号　邮编：110003）
印　刷　者：辽宁鼎籍数码科技有限公司
经　销　者：各地新华书店
幅面尺寸：185mm×260mm
印　　张：14
字　　数：280千字
出版时间：2025年2月第1版
印刷时间：2025年2月第1次印刷
责任编辑：杨晓宇
封面设计：颖溢图文
版式设计：颖溢图文
责任校对：李　霞

书　　号：ISBN 978-7-5591-4098-2
定　　价：100.00元

投稿热线：024-23280336
邮购热线：024-23280336
E-mail：irisin0120@163.com / cyclonechen@126.com
http://www.lnkj.com.cn

主编简介

◆ **苗壮**

女，医学博士，主任医师，硕士研究生导师。1981年10月出生于辽宁省。现任大连医科大学附属第一医院临床麻醉学教研室副主任、麻醉三科负责人、麻醉住培基地教学主任。中华医学会麻醉学分会14届学科建设与管理学组委员，中国医师协会输血分会围术期患者血液管理组委员，中国心胸血管麻醉学会日间手术麻醉分会常务委员、中国心胸血管麻醉学会麻醉与身心医学分会常务委员、中国心胸血管麻醉学会非心脏手术麻醉分会委员，中国女医师协会麻醉专业委员会常务委员；辽宁省医师协会麻醉与围术期医学医师分会常务委员，辽宁省细胞生物学学会麻醉镇痛与细胞学研究专业委员会常务理事、辽宁省细胞生物学学会智能影像与细胞学研究专业委员会理事。辽宁省省级继续医学教育专家库专家。大连市质控中心委员，大连市高层次人才。大连市19届西岗区人大代表。

从事麻醉学医教研工作18年，担任辽宁省住培培训专家、评估专家、临床实践能力结业命题专家和考核考官，获"辽宁省优秀住培基地主任"荣誉称号。担任大连医科大学麻醉学专业学位评定委员会委员，大连医科大学附属第一医院"教学名师""临床技能首席培训师"，多次获大连医科大学"优秀教师""优秀住培指导教师""优秀班导师""临床教学先进教育工作者"等荣誉称号。参与成功申报大连医科大学一流精品课程、辽宁省一流精品课程"临床麻醉学""临床麻醉技能培训"。多次参与"全国大学生临床技能大赛"并获特等奖和一等奖，参与"中国毕业后医学教育住培大赛"并获特等奖。参与辽宁省住培临床实践技能操作标准化视频《桡动脉穿刺》制作。主持辽宁省教改课题1项、大连医科大学校级教改课题2项，参与辽宁省教改课题4项、大连医科大学教改课题4项、大连医科大学教学成果奖1项。主编专著2部，参编科学出版社十四五规划教材1部。主持省级自然科学基金项目1项、市级科研课题项目1项，参加国家自然科学基金面上项目1项。发表SCI等收录论文10余篇。获专利3项。

李禹

男，主任医师。1977年11月出生于辽宁省。现任大连市妇女儿童医疗中心（集团）儿童院区麻醉科主任。中华医学会麻醉学分会小儿麻醉学组委员，中华口腔医学会镇静镇痛专业委员会委员，中国心胸血管麻醉学会小儿麻醉分会委员、中国心胸血管麻醉学会日间手术麻醉分会委员；辽宁省口腔医学会口腔麻醉学专业委员会副主任委员；大连市医师协会麻醉学医师分会副主任委员。大连市高层次人才。

从事麻醉学医教研工作22年，现任大连医科大学兼职副教授、住院医师规范化培训教师，曾担任大连大学中山临床学院临床技能培训指导教师，多次获大连大学"优秀教师""优秀住培指导教师"等荣誉称号。

编委会

主　编　苗　壮　大连医科大学附属第一医院
　　　　　李　禹　大连市妇女儿童医疗中心（集团）

副主编　李　宁　大连市妇女儿童医疗中心（集团）
　　　　　侯源源　大连医科大学附属第一医院
　　　　　田文珺　大连医科大学附属第一医院
　　　　　刘鹏飞　中国人民解放军91126部队医院

参　编　（以姓氏拼音为序）

　　　　　蔡燕妮　大连市妇女儿童医疗中心（集团）
　　　　　樊雅丹　湖北省武汉市华中科技大学同济医学院附属协和医院
　　　　　高露滔　大连医科大学附属第一医院
　　　　　关　维　大连市妇女儿童医疗中心（集团）
　　　　　管小红　大连市妇女儿童医疗中心（集团）
　　　　　和润娟　大连医科大学附属第一医院
　　　　　李宝龙　大连市妇女儿童医疗中心（集团）
　　　　　李静文　大连医科大学附属第一医院
　　　　　李丽芳　大连市妇女儿童医疗中心（集团）
　　　　　李　玲　大连市妇女儿童医疗中心（集团）
　　　　　刘铁男　大连经济技术开发区医院
　　　　　吕　微　大连市妇女儿童医疗中心（集团）
　　　　　牟应桥　大连市妇女儿童医疗中心（集团）
　　　　　邱　焱　大连医科大学附属第一医院
　　　　　商丽娜　大连市妇女儿童医疗中心（集团）
　　　　　孙　赫　大连医科大学附属第一医院
　　　　　孙　慧　大连医科大学附属第一医院
　　　　　王锦媛　大连市妇女儿童医疗中心（集团）
　　　　　王敏瑶　大连医科大学附属第一医院
　　　　　王筱涵　大连市妇女儿童医疗中心（集团）
　　　　　温　超　大连医科大学附属第一医院
　　　　　杨斯淘　大连医科大学附属第一医院
　　　　　殷　卓　大连市妇女儿童医疗中心（集团）
　　　　　于生喜　大连市妇女儿童医疗中心（集团）
　　　　　于　艺　大连医科大学附属第一医院
　　　　　于志源　大连市妇女儿童医疗中心（集团）
　　　　　袁嘉蔚　大连市妇女儿童医疗中心（集团）
　　　　　张玲雪　大连医科大学附属第一医院
　　　　　张素红　大连市妇女儿童医疗中心（集团）
　　　　　张文亮　大连医科大学附属第一医院
　　　　　赵欢欢　大连医科大学附属第一医院

前言

在医学领域，麻醉学的地位不可忽视，它是手术成功的关键，更是患者生命安全的重要保障。麻醉学所涵盖的知识广泛且深入，技术操作的要求更是精细且严谨，这要求麻醉医生不仅要具备扎实的理论基础，还要拥有良好的临床技能。但麻醉医生能力孵育是一个长期而系统的过程，需要麻醉医生持续不断地学习、实践和积累。而在这个过程中，一本全面、系统、权威的教材，无疑能为他们提供有力的指导和帮助。本书正是基于这样的背景和需求而编写的。

在本书的编写过程中，编者参考了大量近年更新的指南、专家共识和经典麻醉学教材，力求全面、系统地介绍麻醉医生需要掌握的基础理论知识和基本技能。将常用麻醉临床技能分为成人和小儿两部分共21章，进行了详细、具体的讲解，从麻醉临床技能的基础知识、适应证、禁忌证到操作流程、注意事项等各个环节，都进行了深入浅出的阐述。与此同时，编者结合近年来麻醉学的发展，同步探讨了麻醉临床技能操作相关的热点问题和疑难问题，力求让麻醉医生在学习理论知识的同时，也能扎实地掌握临床操作技能，更好地应用于临床工作中。在内容编写上，本书遵循科学、规范、实用的原则，每个知识点都经过反复推敲和验证，确保准确无误；每个操作步骤都清晰明了、易于掌握。为提升本书内容的可读性和易理解性，编者采用通俗易懂的语言和图表，让读者能够轻松掌握所学内容。此外，还提供了丰富的参考文献，方便麻醉住院医师进一步深入学习和研究。

相信本书将成为临床技能操作学习的重要参考书籍，为广大麻醉医生的业务水平提升提供强有力的支持和帮助。我们也期待通过不断的学习和实践，麻醉科同仁能够不断提高自己的专业水平和综合素质，为患者的健康和安全保驾护航，贡献自己的力量。

最后，衷心感谢所有参与本书编写和审阅的专家，是他们的辛勤付出和智慧结晶为本书的出版提供了强有力的保障。同时，我们也要感谢广大麻醉住院医师对本书的信任和支持。我们将一如既往地努力，提供更加优质的学习资源和服务，共同推动麻醉学的发展和进步。

目录

第一部分

成人篇

第1章　气管内插管术

气管内插管术（endotracheal intubation）是将特制的气管导管经口腔或鼻腔插入到患者的气管内，将人工气道与解剖气道连接的最可靠的方法。

气管内插管术根据插管路径可分为经口腔气管内插管（orotracheal intubation）和经鼻腔气管内插管（nasotracheal intubation），按插管时是否显露声门分为明视或盲探插管法。经口或者经鼻均可采用明视或者盲探插管法。

第1节　相关基础知识

一、口腔

口腔通往咽腔，底部为舌，顶部为软腭和硬腭。口腔顶部前2/3为硬腭，由部分上颌骨和腭骨构成。后1/3为软腭，为一纤维肌性皱襞附于硬腭后。舌由多块肌肉支配，其中对麻醉医生而言，与临床最相关的是连接舌与下颌的颏舌肌。麻醉诱导扣面罩时，托下颌的方法是利用移动双侧颞下颌关节达到下颌和舌体前移，从而缓解因舌根后坠导致的气道梗阻。在舌下部，下颌舌骨肌把口底分为位于上方的舌下间隙与下方的颏下间隙两部分。在这些间隙形成的蜂窝组织炎或血肿可引起舌体向后上方移位，从而导致相关的气道梗阻。

二、鼻腔

鼻与口都是呼吸道的起始部分。鼻的气道功能开始于鼻前孔，为鼻腔的外部开口，鼻后孔与鼻咽腔和口咽腔相通。成人鼻道长10~14cm，由鼻中隔分隔为左、右二腔，其为两鼻腔的内侧壁。鼻中隔由前部的鼻中隔软骨和后部的筛骨（上面）、犁骨（下面）两块骨头构成。鼻腔顶部特别是鼻中隔前上区的黏膜具有来自上颌动脉分支极丰富的血管丛分布，称为鼻易出血区或Little区，一旦遇到损伤，极易引起严重出血（约90%的鼻出血发生于此）。鼻中隔偏曲在成年人中比较常见。因此，在气道工具通过鼻腔前要确定哪个鼻腔更容易置入。外侧壁上悬挂上、中、下3个突出的鼻甲，把鼻腔分为3个螺旋的通道，各鼻甲与鼻中隔之间的空隙称为总鼻道。位于下鼻甲和鼻腔底部之间的下鼻道是气道工具置入的首选通道。如置入的位置不正确，可造成鼻甲撕裂。鼻腔的顶部是筛板，为筛骨的一部分。这个脆弱的骨性组织如骨折可造成鼻腔与颅内腔连通，从而致使脑脊液外漏，即为颅底骨折，常伴有嗅神经损伤、嗅觉障碍、脑膜和鼻腔顶部黏膜损伤。因为鼻腔黏膜富含毛细血管，所以在气道工具置入前通常需要局部使用血管收缩剂，以避免发生鼻出血。鼻腔后部开口为鼻后孔，在此进入鼻咽腔。

鼻腔分为鼻前庭和固有鼻腔两部分，鼻前庭和固有鼻腔的夹角约为112.3°，固有鼻腔和鼻咽部的夹角约为106.9°，因此从鼻腔至咽部之间并不成一直线。经鼻腔插管时应注意进管的角度，气管导管进入鼻腔时，要尽量垂直于面部，通过下鼻道进入，使用润滑剂可减少并发症的发生。

经鼻气管插管的路径中有两个弯曲：一个弯曲在鼻腔与咽之间，凸向后；另一个弯曲在咽与喉之间，凸向前。因此，要使气管导管有相应的弯度，而且操作要轻柔，不能过分用力，否则易损伤鼻腔、鼻咽部、气管前壁等部位的黏膜，也可使用较细软的吸痰管引导通过。

婴儿的鼻部解剖特点：婴儿的鼻及鼻腔相对短小，随着颅骨的发育以及出牙，鼻道逐渐加大加宽。婴儿鼻前庭没有鼻毛，鼻黏膜柔弱且富于血管，经鼻进行气管插管时易造成鼻黏膜的肿胀、出血，使鼻腔更加狭窄甚至闭塞，造成插管困难。

三、咽腔

咽腔是从颅底延伸到环状软骨水平的肌性管腔，与喉和食管一起连接鼻腔和口腔，包括鼻咽部、口咽部和下咽部。口咽筋膜组成咽后壁，与咽后间隙分隔。胃管与气管导管位置不当可导致筋膜撕裂形成咽后切割伤。清醒患者的咽部肌肉能维持气道开放。麻醉期间，咽部肌张力的消失是造成上呼吸道梗阻的主要原因之一。托下颌的办法提高了咽部肌肉的纵向应力，抵消了咽部塌陷的趋向性。咽峡是经口气管插管首先要经过的第一个狭窄，它由软腭的游离缘、两侧的腭舌弓和舌根围成，是口腔与咽之间的狭窄门户。

贴着鼻咽上后壁的是腺样体，可引起慢性鼻梗阻。如果增大，可引起气道工具通过困难。鼻咽部止于软腭，此部位称为咽腭区，是清醒患者与麻醉患者均常见的气道梗阻部位。口咽部起于软腭，向下延伸到会厌水平。外侧壁包括腭舌弓皱襞与腭咽弓皱襞，也分别被称为前咽扁桃体与后咽扁桃体。这些皱襞（包括腭扁桃体）肿大会引起呼吸道梗阻。舌根位于口咽前部，由舌会厌皱襞连接会厌，形成成对空腔，称为咽峡（虽然它们常常被当作单个咽峡）。会厌把喉咽部分为喉（通向气管）和下咽（通向食管）。

喉罩就是根据喉咽部的形状设计的。喉罩尖端置入下咽部，气囊充气后可封闭食管上端，喉罩充填了整个喉咽部，此时喉罩的中部前方对向喉口以便通气。会厌前面通过舌骨会厌韧带与舌骨上界相连。

四、喉腔

喉位于第4颈椎至第6颈椎水平。喉由9块软骨及韧带和肌肉构成，9块软骨中3块不成对（甲状软骨、环状软骨和会厌软骨）、6块成对（杓状软骨、小角软骨和楔状软骨）。喉口由会厌软骨上缘、两侧杓状会厌皱襞、后侧的小角软骨和杓间切迹包绕。喉向后膨出于喉咽部的中央位，由此在喉口的两侧各形成一个深窝，称为梨状隐窝，是异物易滞留的部位，也是盲探插管时比较容易损伤的部位。由于喉上神经的内支在梨状隐窝黏膜下方经过，因此将局部麻醉药涂布于梨状隐窝表面，可产生声带以上的喉表面麻醉，适用于施行喉镜和支气管镜检查。

喉腔是指会厌至环状软骨下缘（约平第6颈椎）之间的腔隙，由喉软骨支架围成，平均长4～6cm。喉腔上经喉口与喉咽部相通。喉腔下通声门与气管。喉腔黏膜与咽和气管黏膜相连。在喉腔的两侧壁可见喉黏膜形成的两对皱襞。上方的一对称为前庭襞，又称为室襞（也称为假声带）；下方的一对称为声襞，又称为声带；室襞与声襞之间向外突出的间隙，称为喉室。两侧声襞与杓状软骨基底部之间的裂隙，即声门裂，简称为声门，喉腔声门以上部位称为前庭，声门以下部位称为声门下腔。声门是成人（18岁以上）气道最狭窄的部位，小儿的喉腔呈漏斗状，最狭窄的部位在声门裂下方的环状软骨水平。

五、上呼吸道三轴线

1. 口轴线：以口腔（或鼻腔）至咽后壁的连线。

2. 咽轴线：从咽后壁至喉的连线。

3. 喉轴线：从喉至气管上段的连线。

三轴线之间的关系：仰卧位时，口轴线与喉轴线互成直角，咽轴线与喉轴线成锐角。为使气管内插管操作达到显露声门的目的，需要通过屈颈、伸展头、压舌、提下颌和压喉等动作使这三条轴线尽量重叠成一条线；枕部垫高10cm而肩部位置不变可将咽、喉轴线接近重叠，再将头后伸，经口轴线通过喉镜可看到声门。但是"三轴一线"体位是比较难以实现的，而可视喉镜在三线成角的情况下仍能在显示器上得到清晰的声门视野，并可明显降低显露喉部所需的上提力。

六、气管

气管的上端从环状软骨下缘（相当于第6颈椎平面）开始，下行进入胸腔，抵达第4胸椎下缘（相当于胸骨角）水平时分叉为左、右主支气管。在直立位时，气管下端达第5胸椎，深吸气时可达第6胸椎。

成人气管的长度为10～14cm，成年男性约为11.1cm、女性约为10.9cm。管腔内横径男性平均为1.7cm，前后径为1.5cm；女性平均为1.4cm，前后径为1.3cm。小儿气管短细，新生儿声门至气管隆嵴的长度仅4cm。

气管由15～20块后正中方有缺损的U形软骨组成，缺损处由扁平纤维性膜和一层平滑肌补充形成气管后壁。气管软骨环之间有环韧带相连，气管内插管、气管切开术等偶尔可撕裂气管后壁导致气管纵隔瘘。

气管的分叉部称为气管杈，位置相当于胸骨角水平，或第2肋软骨平面，在其末端的内面有一矢状位向上突出的半月状峰，略偏向左侧，称为气管隆嵴，为支气管镜检查时判定左、右主支气管分叉的重要标志。隆突的黏膜下由丰富的迷走神经末梢支配，极为敏感，遇吸痰管或支气管导管刺激易导致剧咳、支气管痉挛，或迷走神经反射引起血压下降、心动过缓甚至心脏骤停。只有深麻醉或完善的黏膜表面麻醉才能使隆突反射消失。

自上门齿至隆突的距离，中等体型成人男性为26～28cm、女性为24～26cm、婴儿约为10cm。

支配气管的副交感纤维来自迷走神经的喉返神经气管支；交感纤维来自胸交感干。两者主要分布于气管的平滑肌和黏膜。

七、支气管

气管下端自隆突部起，分为右主支气管及左主支气管。

（一）右主支气管

1. 右主支气管短而粗，走向陡直，成人长2～3cm，内腔横径约为1.5cm，它与气管中轴延长线的夹角为25°～30°，较为陡直。因此，气管导管插入过深（或异物）较容易进入右主支气管。

2. 右肺上叶的支气管开口距气管隆嵴很近，仅1～1.5cm。因此，如果右支气管插管稍深，可能阻塞右上叶支气管的开口而引起右肺上叶的不张。所以，行右支气管插管时，须调整好导管的位置以确保右肺上叶呼吸音的存在。

（二）左主支气管

1. 左主支气管较细长而走向稍斜，长度约为4.9cm，内腔横径约为1.1cm，它与气管中轴延长线的夹角为40°~50°，其上方有主动脉弓跨越，后方与食管交叉。

2.左肺上叶支气管的开口距气管隆嵴较远，因此异物或气管导管较不易进入。

第2节　气管内插管术的操作目的、适应证和禁忌证

一、气管内插管术的目的

1.开放气道，保证有效的人工或机械通气，防止患者缺氧和CO_2蓄积。

2.保持患者呼吸道通畅，防止异物（胃内容物）误入呼吸道。

3.及时吸出气道内分泌物或血液，防止气道梗阻。

4.提供气管内给药（如急救药物或吸入全身麻醉药）的途径。

二、气管内插管术的适应证

1.呼吸、心脏骤停或窒息。

2.呼吸衰竭需进行机械通气。

3.全身麻醉或静脉复合麻醉。

4.气道梗阻或呼吸道分泌物过多。

5.呼吸保护反射（咳嗽、吞咽反射）迟钝或消失。

三、气管内插管术的禁忌证

1.喉水肿。

2.急性喉炎。

3.喉头黏膜下血肿。

4.插管创伤引起的严重出血。

5.严重颌面部外伤无法完成喉镜下声门暴露。

6.相对禁忌证有：呼吸道不全梗阻，出血倾向，主动脉瘤压迫或侵蚀气管壁，颈椎骨折、脱位（颈部固定后可以插管），咽喉部烧灼伤、肿瘤或异物。

7.心跳、呼吸骤停急救插管时，不存在禁忌证。

第3节　气管内插管术的操作流程

一、气管内插管术操作前的准备

（一）患者插管前气道检查与评估

1. 病史：有无气管插管困难病史。

2. 一般检查：外貌、体形、下颌、牙齿异常等。

3. 头颈活动度：检查寰枕关节及颈椎的活动度是否直接影响头颈前屈后伸，对插管操作至关重要。

（1）头颈活动度：正常头颈伸屈范围在90°～165°，如头后伸不足80°即可使插管操作困难。

（2）甲颏间距：即头在伸展位时，测量自甲状软骨切迹至下颏尖端的距离。正常值在6.5cm以上，如果此距离小于6cm，可能窥喉困难。

（3）胸颏间距：即胸骨上窝和颏突的距离。正常人的胸颏间距大于12.5cm，如果小于此值，可能会遇到插管困难。

（4）下颌骨的水平长度：即下颌角至颏的距离，小于9cm气管插管操作困难的概率增加。

4. 口腔情况

（1）张口度：正常成人最大张口时，为3横指，上、下门齿间距应为3.5～5.5cm，如果小于2.5cm（2横指），常妨碍喉镜置入。

（2）检查牙齿（义齿和松动牙齿），有活动义齿，需要取出。有松动牙齿，必要时用打样膏保护固定。

（3）分泌物、出血、血凝块及异物：尽快清除分泌物或异物。分泌物过多或咽喉部有血液时，应及时以负压吸引器吸除；当异物或血凝块阻塞气道时，可将患者舌体拉出，用手或其他辅助器械将其清理干净；当暴露或操作困难时，可在直接喉镜下吸引或将异物取出，以恢复气道通畅。

（4）Mallampati气道分级：是最常用的判断咽部暴露程度的分级方法。患者保持端坐位，最大限度张口伸舌发"啊"音，同时观察口咽部。根据观察到的结构将暴露程度分为4级：Ⅰ级可见咽峡弓、软腭和悬雍垂；Ⅱ级仅见软腭、悬雍垂；Ⅲ级只能看到软腭；Ⅳ级只能看到硬腭。越高提示喉镜暴露和气管插管的难度越大。

（5）Cormach-Lehane喉镜暴露分级：该分级描述了在喉镜暴露下所能见到的喉部结

构并将其分为4级：Ⅰ级能完全显露声门；Ⅱ级能看到构状软骨（声门入口的后壁）和后半部分的声门；Ⅲ级仅能看到会厌；Ⅳ级看不到会厌。Ⅰ级、Ⅱ级插管容易，Ⅲ级插管难度明显增加，但对有经验者并不构成困难；Ⅳ级插管困难。Mallampati分级为Ⅳ级者，喉镜几乎为Ⅱ～Ⅳ级。

5. 鼻腔情况

拟行经鼻插管的患者应询问鼻腔通畅情况，并分别阻塞单侧鼻孔试行呼吸，必要时清理分泌物。还应询问既往有无鼻损伤、鼻出血史及咽部手术史等。

6. 咽喉情况

检查有无炎性肿块，如扁桃体肥大、咽后壁脓肿及喉炎等，严重时可出现窒息死亡。

（二）设备和器材用物准备

1. 吸氧和通气装置：氧气、简易呼吸球囊及面罩、呼吸机、麻醉机、口咽通气道。

2. 气管导管

（1）导管选择：

成年男性多选择内径7.5～8.5mm的气管导管，插入深度为23cm；成年女性多选择内径7.0～8.0mm的气管导管，插入深度为21cm。鼻腔插管多选择内径7.0～7.5mm的气管导管，插入深度应比经口插管的深度多3cm。

小儿气管导管内径（mm）可根据经验公式进行选择，即导管内径（mm）=年龄（岁）/4+4，或选择内径与患儿小指指甲宽度相当的气管导管。导管深度（cm）=年龄（岁）/2+12。

选择好导管后，另外再备两根分别大于和小于该导管内径0.5mm的导管，以备插管过程中根据患者的实际情况及时调整气管导管的型号。

（2）检查导管套囊是否漏气。

（3）管芯准备：将插管管芯放入导管内并塑形，管芯前端不能超过导管斜面。导丝末端反折固定，防止滑落。然后与导管共同在前中1/3处弯成J字型，完成塑形。

（4）润滑：用水溶性润滑剂润滑气管导管套囊表面以及气管导管的前端。

以上所有操作均应保持气管导管的无菌状态。

3. 喉镜

（1）喉镜选择：目前最常用的喉镜包括Macintosh喉镜（弯型镜片）和Miller喉镜（直型镜片）。成人气管内插管多选择3号或4号Macintosh喉镜。Miller喉镜多用于婴幼儿。

（2）喉镜准备：将喉镜镜片与喉镜手柄连接，确认连接稳定。检查喉镜电池电量是否充足、喉镜片前端灯泡或光纤是否明亮。

4. 其他物品：无菌手套、水溶性润滑剂、牙垫、10mL注射器、胶布、吸痰管、负压吸引装置、听诊器、心电监护设备、医用手消毒凝胶、插管钳。

5. 药品：根据情况选择麻醉相关药品（镇静催眠药、镇痛药或肌肉松弛药）和血管活性药物备用。

（三）操作者准备

操作者按要求穿工作服，洗手，戴口罩、帽子、无菌手套，必要时穿隔离衣，戴防护眼镜、防护面罩等。

除心肺复苏外，应向患者或家属做自我介绍并解释操作过程，签署知情同意书。

二、经口腔明视插管术

（一）体位

患者仰卧位，头下垫一薄枕，使患者头部垫高约10cm，并头后仰"嗅花位"，使口、咽、喉三轴线接近重叠，利于暴露声门。

操作者站于患者头侧，患者的头位相当于操作者剑突水平。

（二）维持气道通畅性

清除口、鼻、咽喉的分泌物、出血、血凝块及异物。如果发生舌后坠，将患者的头后仰或托起下颌多能缓解，必要时可置入口咽或鼻咽通气道。

（三）预充氧

预充氧即患者意识消失和呼吸肌麻痹之前的几分钟内持续吸入纯氧能显著延长呼吸停止到出现低氧血症的时间。其重要性在于在完全气道阻塞和呼吸暂停期间为临床医生建立气道和恢复有效通气提供时间，尤其对怀疑是困难气道的患者，必须充分给氧。

预充氧方法：氧流量大于每分钟6L，用尽可能密闭的面罩吸氧，平静呼吸时间超过3分钟或连续做4次以上的深呼吸。这样可使去氮率达到90%以上。

（四）辅助或控制通气

麻醉诱导后采用仰头举颏法（疑似颈椎损伤患者宜采用"双手托下颌法"），开放气道。操作者左手以"CE"手法固定面罩，右手（或由助手）均匀挤压呼吸球囊加压给氧，给予100%纯氧2~3分钟，送气频率10~12次/分钟，潮气量6~8mL/kg，一次送气时间一般不少于1秒，同时观察或凭手感判断患者胸廓起伏的幅度和通气阻力大小，评估通气效果。

（五）暴露声门

患者肌肉松弛度满意后，将患者头后仰，操作者用右手拇指和示指呈"剪刀式"交叉，拇指推开患者的下磨牙，示指抵住上门齿，打开患者口腔。

　　左手持喉镜镜柄，将镜片从患者右侧口角送入，向左推开舌体，以避免舌体阻挡视线（切勿把口唇压在喉镜镜片与牙齿之间，以免造成损伤）。然后，缓慢地把镜片沿中线向前推进，显露患者悬雍垂及会厌，镜片前端放置在会厌谷（会厌和舌根连接处）。此时，操作者应保持左腕伸直，向前、向上约45°角提拉喉镜，间接提起会厌，暴露声门。应用直型镜片（Miller喉镜）时，需将镜片插至会厌下方，上提喉镜，直接提起会厌，显露声门。

　　注意，不能以患者的牙齿为支点去撬切牙。直接喉镜显露声门存在困难的患者还可采用可视喉镜、可视管芯或纤维支气管镜等设备辅助声门暴露和气管插管。

（六）插入气管导管

　　操作者右手持笔式持气管导管，在明视声门的情况下，将导管沿患者右口角置入，避免牙齿刮破导管套囊。导管前端对准声门，轻柔插入气管内。见导管尖端进入声门后，请助手帮助将管芯拔出，拔出时注意固定导管。操作者继续将导管向前送入4～5cm，成年人置管平均深度（导管尖端至中切牙距离）为18～22cm。

（七）放置牙垫

　　气管导管插入气管后，立即放置牙垫，然后退出喉镜。牙垫侧翼应放于牙齿与口唇之间，防止掉入口腔。

（八）套囊充气

　　使用注射器给气管导管套囊充气，触摸注气端套囊弹性似鼻尖后，立即连接简易呼吸器、麻醉机或呼吸机。

（九）确认导管位置

　　导管插入后，应立即确认导管是否在气管内，具体方法：

　　1. 直视下导管进入声门。

　　2. 压胸部时，导管口有气流。

　　3. 人工通气时，可见双侧胸廓对称起伏，听诊双肺可听到有清晰的肺泡呼吸音。

　　4. 如用透明导管，吸气时管壁清亮，呼气时可见明显的"白雾"样变化。

　　5. 患者如有自主呼吸，接麻醉机后可见呼吸囊随呼吸而张缩。

　　6. 如能监测呼气末二氧化碳分压（end-tidal carbon dioxide partial pressure，$P_{ET}CO_2$），显示规律波形则确认插管成功。

　　7. 纤维支气管镜通过导管可见到气管环及隆嵴，可确定气管导管位置。

　　8. 拍摄胸部X线片，导管前端应位于气管中段，距气管隆嵴（5+2）cm。

（十）固定导管

　　用胶布、牙垫及寸带、导管固定器固定导管。

1. 胶布固定法

将气管插管放于口腔正中，气管插管旁放一个牙垫，用2条胶布以十字交叉法，固定在气管插管旁，将胶布贴于两侧面颊上。长短以不超过下颌角为宜，粘贴要牢靠，不可粘住口唇。

2. 牙垫及寸带的固定方法

50cm和30cm的交界处用一条长80cm、宽1.5cm的寸带以双结方式固定，将导管和牙垫固定在一起。把长带子绕在脖子上的短带子上。

3. 导管固定器固定

将气管插管穿过固定器中间的孔，确定深度。从侧面拧紧螺母，固定带绕在脖子上后，穿过固定器上的另一个孔，扣紧按钮。

（十一）患者头部复位

将患者头部复位，动作要轻柔。

（十二）机械通气

调节呼吸机参数，连接呼吸机进行人工机械通气。

三、经鼻腔气管内插管术

经鼻腔气管内插管术分为经鼻腔直视气管内插管和经鼻腔盲探气管内插管。临床上可根据不同情况选择不同的插管方法。

适应证：经鼻腔气管内插管主要适用于预期留管时间相对较长的患者，如严重哮喘、慢性阻塞性肺疾病、充血性心力衰竭等；或口腔、颜面部严重创伤无法张口；或颈椎不稳、下颌骨骨折、口咽部感染；或各种原因经口插管困难。

禁忌证：凝血功能障碍、严重鼻内病变、面部中段创伤、颅底骨折、脑脊液漏以及可能有颅内压升高等患者。

操作过程：

（一）操作前准备

交替闭塞左右鼻孔，选择通气顺畅的鼻孔进行插管。经右鼻孔插管，导管斜口正对着鼻中隔，可减少对鼻甲的损伤。经左鼻孔插管，导管尖端易接近声门，容易插入气管。生理盐水棉签清洗鼻腔内的分泌物，鼻腔内选用1%丁卡因（或2%~4%利多卡因）施行表面麻醉，并滴入数滴1%麻黄碱（或0.5%去氧肾上腺素）以使鼻腔黏膜血管收缩，减少出血风险。成人选用7.0~7.5mm的气管导管，使用医用润滑剂充分润滑导管前1/3。

（二）经鼻腔直视气管内插管

左手翻开鼻翼，右手持气管导管插入鼻孔后，经总鼻道出鼻后孔，导管进入口咽部。按常规方法将喉镜片置入口腔，窥喉明视下将导管插入声门，或使用插管钳协助插入。插管深度应比经口插管的深度多3cm。

注意，气管导管应与患者面部垂直置入鼻腔，沿下鼻道插管，以免出现损伤和难以控制的出血。

（三）经鼻腔盲探气管内插管

在保留患者自主呼吸下，导管置入鼻腔，出鼻后孔后，从导管管口即可听到呼吸音。继续插入导管直到呼吸音最大（一般成人14～16cm），提示导管尖端正好位于声门的上方，在吸气时将导管插入声门。插管成功后，导管口有连续呼吸气流。

如果导管没有进入声门，可后仰、前屈或左右旋转患者的头部以调节导管尖端的方向（如果患者没有颈椎疾病）。如果导管尖端向前，前屈头部可以协助导管的置入；如果导管尖端位于咽的侧方（梨状隐窝），则旋转导管使尖端离开这一方向；如果导管进入胃，则将患者的头后伸有助于导管进入声门。由于导管不是在直视下进入声门的，并且所有判断导管位置的间接指征都可能很模糊，所以必要时可应用纤维支气管镜检查导管的位置。

第4节　气管内插管术的并发症

气管内插管时有引起牙齿损伤或脱落，口腔、咽腔和鼻腔的黏膜损伤导致出血，颞下颌关节脱位的可能。

1. 浅麻醉下行气管内插管可引起剧烈呛咳、屏气、喉头及支气管痉挛，心率增快及血压剧烈波动导致的心肌缺血或脑血管意外。严重的迷走神经反射可导致心律失常、心动过缓，甚至心脏骤停。

2. 气管导管内径过小时，可使呼吸阻力增加；导管内径过大或质地过硬时，则容易损伤呼吸道黏膜，可形成慢性肉芽肿，严重者可引起急性喉头水肿；导管过软则容易变形，或因压迫、扭折而引起呼吸道梗阻。

3. 导管插入过深可误入一侧主支气管内，引起通气不足、缺氧或术后肺不张。导管插入过浅可因患者体位变动而意外脱出，导致严重事件发生。因此，插管后及改变体位时应仔细检查导管插入深度，并常规听诊两肺的呼吸音。

参考文献

[1] 郭曲练, 姚尚龙. 临床麻醉学[M]. 第4版. 北京: 人民卫生出版社, 2016.

[2] 邓小明, 姚尚龙, 于布为, 等. 现代麻醉学[M]. 第5版. 北京: 人民卫生出版社, 2020.

[3] 张励才. 麻醉解剖学[M]. 第4版. 北京: 人民卫生出版社, 2016.

[4] 丁文龙, 刘学政. 系统解剖学[M]. 第9版. 北京: 人民卫生出版社, 2018.

[5] Richard M. Pino. 麻省总医院临床麻醉手册[M]. 王俊科译. 第10版. 北京: 科学出版社, 2023.

[6] 邓小明, 黄宇光, 李文志. 米勒麻醉学[M]. 第9版. 北京: 北京大学医学出版社, 2021.

田文珺　　刘铁男

第2章　喉罩置入术

喉罩通气道（laryngeal mask airway，LMA），简称为喉罩，是安置于喉咽腔，用气囊封闭食管和喉咽腔，经喉腔通气的人工呼吸道。

喉罩由通气导管和通气罩两部分组成，通气导管类似气管导管，用硅胶制成。通气罩呈椭圆形隆起，周边围绕气囊，可向气囊内注入气体使之膨胀，包绕会厌和声门，在声门上形成一个密封的通气空间。在通气导管和通气罩的接合部，有两条垂直栅栏，使其形成数条纵形裂隙，目的是防止会厌阻塞管腔。

喉罩的型号一般有1号、2号、2.5号、3号、4号和5号6种，分别适用于新生儿、婴儿、儿童和成人，多根据患者的体重选择相应范围内的喉罩型号。喉罩使用时根据患者年龄、体重选用不同的型号，成年女性常用3号（30～50kg）或4号（50～70kg），男性常适合4号或5号（70～100kg）。

喉罩种类分为普通型、加强型和可插管型。可插管喉罩的号码决定了气管导管的粗细。3号和4号喉罩允许内径6.0mm的气管导管通过，5号喉罩允许内径7.0mm的导管通过。

第1节　相关基础知识

详见第1章。

第2节　喉罩置入术的优缺点、操作目的、适应证和禁忌证

一、喉罩置入术的优点

1.携带方便。

2.操作简便易学。

3. 对喉头的刺激小，经适当镇静的患者在保留自主呼吸的情况下即可置入。麻醉诱导和恢复期也有利于维持患者的血流动力学稳定，恢复期也能更好地耐受。

4.呛咳、喉痉挛等不良反应的发生率低。

5. 误插入食管的可能性极低。

6. 能较好地避免或减轻声带和气道损伤，术后咽痛的发生率较气管内插管低。

7. 不需特殊的辅助器械或设备，一般都以盲探法置入。

8. 气道阻力往往低于气管内插管。

9. 插管型喉罩不仅本身既能建立气道，又有助于引导气管内插管，有利于困难通气和困难插管病例的处理。

二、喉罩置入术的缺点

喉罩作为一种声门上的通气技术，其本身并未能完全控制气道，因而在使用中具有一定的局限性，主要包括：

1. 难以完全避免反流误吸的发生。

2. 在气道压过高或置管位置不佳时，有致胃扩张或漏气的风险。

3. 气道梗阻的发生率较高，主要是喉罩推挤会厌致其变形或卷曲所致。

4. 长时间使用可造成咽喉部压迫性损伤，甚至出现会厌水肿和气道梗阻。

5. 术后部分患者可出现暂时性构音障碍。

三、喉罩置入术的适应证

随着新型喉罩的不断出现和临床应用范围的不断拓展，喉罩通气道的适应证仍在不断地扩展中，目前其主要适应证包括：

1. 无反流误吸风险的手术麻醉，尤其是非预见性气管内插管困难的患者。

2. 颈椎不稳定患者，施行气管内插管需移动头部而有较大顾虑时。

3. 短小手术需人工通气或保留自主呼吸的患者。

4. 紧急气道处理和心肺复苏时及时建立人工通气等。

四、喉罩置入术的禁忌证

1. 饱胃、腹内压过高、有反流误吸高风险的患者。

2. 张口度过小（小于2.5～3.0cm）的患者。

3. 咽喉部感染、水肿、活动性出血、血管瘤和组织损伤等病变的患者。

4. 通气压力需大于25cmH$_2$O的气道狭窄和慢性阻塞性肺疾病患者等。

第3节　喉罩置入术的操作流程

首先选择适当尺寸和类型的喉罩。如果在麻醉中维持自主呼吸，则选普通型喉罩；如果控制呼吸，则选加强型喉罩；辅助气管插管选择插管型喉罩。放置前润滑喉罩的背面，将气囊完全放空。

用左手从后面推患者的枕部，使颈伸展、头后仰，右手示指和拇指握持喉罩，通气罩的开口面向患者颏部，紧贴上切牙的内面将喉罩的前端插入口腔内，然后向上用力将喉罩紧贴硬腭推送入口腔，示指放在通气导管与通气罩的结合处向里推送喉罩，尽可能用示指将喉罩推送至下咽部。通常在置入的过程中可以轻轻地上下来回滑动几次，以便在插入过程中维持喉罩的自然形态。向下插入直至遇到阻力，提示套囊的尖端已经到达上段食管括约肌，然后给套囊适量充气后与麻醉机连接，评估通气的满意程度，调整后固定。此外，也可借助喉镜将患者舌上抬，使口腔空间增大，右手持喉罩沿舌正中插入喉部。喉罩的充气量初步可按喉罩号码×5mL计算，有经验者根据外端的指示气囊压力充气。过低容易漏气，过高可致咽喉痛。

喉罩置入后，可通过监测呼气末二氧化碳分压、听诊、气道阻力、观察导管内气体的运动和放置胃管（双管喉罩）等方法来判断其位置是否正确。位置适当时，普通喉罩的密封压大于$20cmH_2O$，加强喉罩大于$30cmH_2O$。

喉罩理想的位置是喉罩末端的中心腔室罩在喉的入口处，同时喉罩套囊的尖锐末端塞住食管上端的开口，而套囊的其余部分位于下咽部与两侧的梨状隐窝和会厌的喉面接触，能围绕喉的入口产生一个不漏气的密封圈，起到了密闭喉咙的作用。

喉罩的成功置入能提供正常的自主通气和氧合，在中等水平的气道正压情况下，也能进行控制通气。

第4节　喉罩置入术的并发症

发生气道并发症的原因主要包括：①在置入、拔出以及调整喉罩位置时引起的损伤。②器具插入胃肠道和呼吸道引起的损伤。③黏膜缺血。④咽喉反射功能改变或感觉异常。具体表现为以下几种形式：

1. 气道梗阻　由于喉罩置入的位置不恰当或型号不符等原因，可能造成气道梗阻，尤其当发生会厌和声门水肿时，气道梗阻严重，有时需紧急处理。

2. 咽喉不适　术后咽喉不适通常比较轻微，且发生于术后早期，持续时间短，但偶尔也表现严重且持续时间长。

（1）常见的咽喉不适包括：咽痛、吞咽困难、构音困难、口/颈/下颌痛、咽部感觉障碍、口/咽喉干燥、耳痛/听力障碍和舌感觉异常，其中以咽痛（0～56%）和吞咽困难（4%～23%）最常见。

（2）可能的影响因素包括：①喉罩置入的难易程度及肌肉松弛程度，咽痛发生率可随置入次数增加而升高，而小剂量肌松剂可减少咽痛的发生。②通气罩容积：咽痛和吞咽困难的发生率随通气罩容积的增加而升高。③喉罩的型号：型号越大，对黏膜的压力可能也越高，咽痛发生率越高。④性别：女性患者的发生率更高。⑤麻醉深度：术中麻醉过浅，患者吞咽频繁可增加其发生率。

3. 组织损伤　轻微组织损伤较常见，拔出喉罩时表面染血即可证实，严重的组织损伤罕见。常见的组织损伤包括：出血、口唇损伤、牙齿和义齿损伤、软腭和悬雍垂损伤、扁桃体损伤、咽后壁损伤、上呼吸道水肿和坏死、会厌损伤、喉部损伤、杓状软骨损伤和食管损伤。出血、软腭和腭垂损伤以及咽后壁损伤相对常见，喉罩置入困难可增加出血的发生率，一般损伤轻微；食管损伤很少由喉罩本身引起，多是由经喉罩插入的装置引起，如胃管、探条和气管导管等。

4. 血管、腺管和神经压迫　喉罩能够对气道周围的血管、腺管和神经产生压迫。

（1）与喉罩的通气罩相邻的血管有颈内动脉、颈内静脉、舌动脉和舌静脉，这些结构容易受压。通气罩高容量时，颈动脉血流可降低10%。舌动脉受压时可表现为舌发绀，而舌静脉受压回流受阻，拔出喉罩后一般可出现舌肿胀、发绀和感觉异常，拔出喉罩后一般可在短期内快速缓解。

（2）腮腺管、下颌下腺管及咽鼓管易于受压和扭曲，可造成肿胀和炎症。

（3）舌神经、舌下神经、喉返神经和舌咽神经与喉罩相邻，易于受压。舌神经损伤通常表现为舌前部味觉和感觉的丧失，舌下神经损伤表现为吞咽困难，而喉返神经损伤表现为构音障碍、喘鸣或术后误吸。喉罩太小和使用氧化亚氮是两项可能的危险因素。

5. 反流和误吸

由于喉罩的结构特点，插入下咽部可造成食管括约肌未完全关闭，无法防止胃内容物反流，但肺误吸的发生率较低。使用喉罩时肺部误吸总发生率为2/10000，与未使用喉罩的择期手术（2.6/10000）和急诊手术（11/10000）误吸发生率相比更低，尤其是双管型喉罩的广泛应用，进一步减少了误吸的发生。易于发生误吸的因素包括：未禁食的急症手术患者、困难气道、肥胖、头低仰卧位时腹内充气和胃部手术史等。

当发生误吸时，推荐的处理方法如下：

（1）不要着急拔除喉罩，以免去除套囊对喉部的保护。

（2）患者头低位并偏向一侧，暂时断开呼吸回路便于反流液流出。

（3）吸引喉罩内反流物，吸纯氧。

（4）行低流量和小潮气量人工通气，使液体由气管流向小支气管的风险降到最低。

（5）使用纤维支气管镜评估气管和支气管的情况，清除残留液体。

（6）如果证实声带下方误吸，考虑实施气管内插管，并制订合适的诊疗方案。

6. 喉痉挛

在麻醉过浅的情况下置入喉罩，可诱发严重喉痉挛；手术或吸痰等刺激引起咽喉反射，也可致喉痉挛，导致气道负压和肺损伤。

7. 喉罩损坏

在喉罩使用当中，还可能出现喉罩损坏，例如套囊与柄分离、喉罩在患者口内断裂、喉罩柄弯折、套囊充气或放气失败等。

参考文献

[1]　邓小明, 姚尚龙, 于布为, 等. 现代麻醉学[M]. 第5版. 北京: 人民卫生出版社, 2020.

赵欢欢

第3章 双腔支气管内插管术

随着胸腔手术的发展，要求术中将两肺分隔并能进行单肺通气。双腔支气管内插管（double-lumen endotracheal tube，DLT）是大多数胸科手术患者首选的肺分隔技术，其他还包括单腔支气管堵塞导管和单腔支气管导管，但较双腔气管少用。

第1节 相关基础知识

详见第1章。

第2节 双腔支气管内插管术的适应证和禁忌证

一、双腔支气管内插管术的适应证

1. 绝对适应证

①大咯血、肺脓肿、支气管扩张痰量过多或肺大疱有明显液面的湿肺患者，防止患侧肺脓、液血等污染健侧肺。

②支气管胸膜瘘、支气管胸膜皮肤瘘等病变妨碍健侧肺的通气。

③巨大的单侧肺大疱或囊肿在正压通气时有破裂的危险，造成张力性气胸。

④行单侧支气管肺泡灌洗的患者。

在这些情况下，肺隔离能有效防范危险的发生。

2. 相对适应证

为使术侧肺萎陷，暴露术野，方便手术操作，避免手术器械导致的肺损伤及改善气体交换等情况均是肺隔离的相对适应证。包括：胸主动脉瘤切除、主动脉缩窄修复术、动脉导管未闭关闭术、肺叶切除（尤其是肺上叶）、胸腔镜检查、食管或脊柱手术以及一侧肺创伤手术等。

二、双腔支气管内插管术的禁忌证

1. 绝对适应证

对气道内存在沿双腔管通路上有任何病变（如气道狭窄、肿瘤、气管支气管断裂等），或气道外存在压迫（如纵隔肿瘤、主动脉弓动脉瘤）时，均应列为禁忌。

2. 相对禁忌证

①饱胃者。

②疑有误吸高度危险者。

③正在施行机械通气的危重患者（这类患者不能耐受因换管操作需要短暂停止机械通气的情况）。

④估计不能在直视下完成气管内插管的插管困难病例。

⑤证明左主支气管呈帐篷式抬高且与总气管成90°以上角度者（这种情况不仅左主支气管内插管特别困难，且容易发生左主支气管损伤）。

⑥身材小的患者（35Fr太粗，而28Fr太细）。

⑦患者上呼吸道解剖提示插管困难，如内收的下颌、前凸门齿和颈短粗、喉前移。

第3节　双腔支气管内插管术的操作流程

一、双腔支气管内插管术操作前准备

（一）导管选择

1. 种类的选择：双腔气管导管内含两个腔，可分别为一侧肺通气。常用的双腔管包括Carlens双腔管和Robertshaw双腔管两种，Robertshaw双腔管更常用。Robertshaw双腔管的2个弯曲的位置和作用与Carlens双腔管相同，取消了隆突钩，便于插管操作。由于没有隆突钩，所以插管和定位都比Carlens双腔管简单，但导管位置不易固定牢靠，翻身后应再次确认导管位置。右侧Robertshaw双腔管的支气管套囊中有一个通气孔，可以对右肺上叶进行通气。Robertshaw双腔管较Carlens双腔管最大限度地增加了管腔的内径，从而降低了气道阻力，容易清除气道分泌物。

2. 导管侧别的选择：过去通常建议将双腔管的支气管端置入非手术侧，即右侧手术选择左侧腔管，而左侧手术选择右侧双腔管，可增加双腔管位置正确的概率并减少其对手术的干扰。但因右侧主支气管长度较短，且右上肺支气管开口解剖变异很大，因此右侧双腔管的准确对位非常困难，在左侧胸内手术选择右侧双腔管时存在右上肺通气不足的危险。所以目前的观点认为，尽量选择左侧双腔支气管导管，只有当存在左侧双腔支气管导管禁忌时才选用右侧双腔支气管导管。左侧双腔支气管导管的禁忌证包括：左主支气管狭窄、左主支管内膜肿瘤、左主支气管断裂、气管外肿瘤压迫左主支气管及左主支气管分叉角度过大（至90°左右）等。

3. 导管型号的选择：选择的原则是使用适合型号的双腔管，可降低通气阻力并有利于吸痰操作及支气管可视软镜检查。双腔管的型号选择与患者的身高、体重有明显的相关性。目前临床上一般成年男性用37Fr号，体格较大者可用39Fr号；而成年女性用35Fr号，体格较大者可用37Fr号。

（二）插管前准备

插管前首先检查双腔管的两个套囊是否漏气，连接管是否正确连接。使用水溶性润滑剂充分润滑导管前端及套囊，以减轻插管损伤并保护套囊免受牙齿划破。一般需将充分润滑的可弯曲硬质管芯插入长管腔内，使长管尖端塑形至符合患者咽喉部弯曲的弯度。

（三）插管操作

麻醉诱导及喉镜暴露与单腔管气管内插管相似。对于左侧双腔管，暴露声门后，将双腔管远端弯曲部分向前送入声门，当双腔管前段通过声门后，拔出管芯，轻柔地将双腔管向左侧旋转90°（此时，双腔管远端的凹面朝向拟要进入的支气管侧，近端弯曲的凹面向前），使导管能够进入拟要放置的支气管，继续送管至感到轻微阻力。在双腔管旋转期间喉镜持续向前用力以暴露出下咽部，使双腔管的周围留有空间以防阻碍双腔管远端自由旋转。如果双腔管是带隆突钩的，在导管尖端通过声带前，隆突钩的方向向后。当导管的尖端通过声带后，将导管旋转180°，使得导管通过声门时隆突钩的方向是向前的。当导管尖端和隆突钩通过喉部后，再将导管旋转90°，继续向前直到进入合适的支气管。置入导管的深度与患者身高之间具有高度的相关性。当双腔管到达正确位置时，身高170cm患者的平均深度是29cm，身高每增加或减少10cm，导管的深度增加或减少1cm。但这只是经验判断，正确的位置判断有赖于仔细的听诊及支气管可视软镜检查。

（四）双腔支气管导管位置的确定

双腔管插入后，先充气主套囊，双肺通气，以确认导管位于气管内。然后充气支气管气囊，观察通气压力，听诊两侧呼吸音变化调整导管位置。先进行几次正压通气，双侧应均能听到清晰的呼吸音。如果只能听到一侧呼吸音，则说明导管插入过深，两侧导管开口均进入了一侧主支气管。如果一侧肺尖听不到呼吸音，则表明双腔管过深阻塞了上叶支气管开口。此时应松开套囊，每次将双腔管退出1~2cm，直至双肺闻及清晰的呼吸音。当双腔管到达正确位置后，夹闭一侧连接管，夹闭侧胸廓无运动，也听不到呼吸音，而对侧可见明显的胸廓运动并可闻及清晰的呼吸音，此时打开夹闭侧管腔帽时，应无气体漏出。

当临床征象判断双腔管位置不正常时，以左侧双腔管为例，存在3种情况：①插入过浅，两侧导管均在气管内。②插入过深，两侧导管均进入左主支气管。③也是插入过深，但两侧导管（至少是左侧管）进入右主支气管。当右侧导管夹闭时，如果左侧管过深地进入左主支气管，则仅能闻及左侧呼吸音；如果进入右主支气管，仅右肺可闻及呼吸音。如果插入过浅，则两侧肺均能闻及呼吸音。在上述3种情况下，如果夹闭左侧管并将支气管套囊充气，则支气管套囊会阻塞右侧管的通气，造成两肺呼吸音全部消失或非常低沉。此时如果将支气管套囊放气，则双腔管进入左肺过深时，仅能在左侧闻及呼吸音；如果左侧管过深进入右侧管，则仅能在右侧闻及呼吸音；如果双腔管插入过浅时，双肺均能闻及呼吸音。即使插管后双腔管对位良好，但因咳嗽、改变体位和（或）头位及手术操作影响等因素均可导致双腔管移位，因此在围术期当气道压力或患者的氧合状况发生变化时，均应确认双腔管的位置。

另外，使用胸部X线片可确定双腔管的位置，由于目前使用的双腔气管导管左右开口端都有不透放射线的标志线，因此可以根据胸片上隆突、支气管分叉与导管标志线的位置确定双腔管的位置是否适当。对于某些患者来说，胸片法定位的准确性优于常规的听诊和充放气法。使用支气管可视软镜定位是最可靠的方法，还可以辅助双腔气管插管，尤其适于解剖异常或隆突移位的患者。在使用支气管可视软镜进行定位时，对于左侧双腔管，因左右管开口末端距离为69mm，而普通人左主支气管的平均长度为50mm，所以通过右管如果未看到蓝色套囊的上缘，则往往提示导管过深，左肺上叶开口很可能已被阻塞。而只要能看到蓝色套囊的上缘刚好在隆嵴之下，则左肺上叶被阻塞的可能性就很小。因此，左侧双腔管的正确位置为通过右侧管腔可直接观察到气管隆嵴，同时可见蓝色套囊的上缘刚好位于气管隆嵴之下，而经左侧管腔末端能看到左肺上下两叶的开口。对于右侧双腔管，从左侧管可看到气管隆嵴及右侧管进入右主支气管。而通过右管可看到右肺中下叶支气管的次级隆突，并且通过右管上的右上肺通气孔看到右上肺叶开口。

第4节 双腔支气管内插管术的并发症

一、通气/灌注比失调

施行支气管内插管最常见的并发症为低氧血症。动脉血氧饱和度下降可能与以下因素有关：①右上肺支气管开口被堵塞引起。②可能与单肺通气继发通气/血流比失调有关，原先双肺通气量进入单侧肺，易致通气过多而相对血流不足，因而肺分流增加。解决的方法是增加F_iO_2（达1.0），同时降低潮气量和增加通气频率（借以保持相同的分钟通气量）。③可能与应用挥发性麻醉药有关，后者可抑制低氧性肺血管收缩（hypoxic pulmonary vasoconstriction，HPV），引起未通气侧肺血管扩张，同样引起肺分流量增加。解决的方法是尽量降低挥发性麻醉药的吸入浓度1MAC以下或停用，改用静脉麻醉药。④如果低氧血症持续存在，则需如表3-1所示进行处理。在单肺通气中，通气侧肺吸入$F_iO_2=1.0$，非通气侧肺用纯氧充气，或保持5cmH$_2$O的持续正压通气，则持续性低氧血症并不多见。

表3-1　在侧卧位下剖胸手术中的肺通气处理

剖胸侧肺（上位肺）	通气侧肺（下位肺）
CPAP（5～10cmH$_2$O）停控制呼吸	正常通气
固定CPAP，间断性控制呼吸	正常通气
不做任何通气处理	加用CPAP（5～10cmH$_2$O）通气
高频喷射通气	正常通气，伴或不伴CPAP

二、导管位置不正确

最常见的原因是导管选择过长，以致插入主支气管太深，可出现气道阻塞、肺不张、肺膨隆不能萎陷、氧饱和度降低。导管选择过粗则不能插入主支气管也可引起导管位置不正确。

解决方法：选择适合的导管，应用支气管可视软镜引导插管。

三、气管支气管破裂

气管支气管破裂是一个危险的并发症，与操作者缺乏经验、探条的应用不恰当、反复粗暴试插、存在气管支气管异常、气管导管或支气管导管套囊过度膨胀、手术缝合致拔管困难、手术切断导管前端以及组织脆变等因素有关。对气管支气管破裂的确诊可能存在一定的困难，临床征象多数仅为缓慢进行性出血、发绀、皮下气肿、气胸或肺顺应性改变，有时难以据此做出明确的诊断。对该并发症应从预防着手：

1.在支气管壁异常的患者中应谨慎使用双腔管。

2.选择合适型号的塑料双腔管。

3.保证导管位置正确。

4. 缓慢给支气管套囊充气。

5. 吸入氧化亚氮时，选用所吸入的气体给套囊充气。

6. 讲究探条的质量。

7. 支气管导管套囊充气不超过2～3mL。

8. 移动患者体位或头位时，应先放出套囊气体。

9. 转换体位过程中防止导管活动。

10. 在处理和切断支气管前，应先放出套囊气体，仔细稍稍退出导管的位置。

11. 手术结束时，不应暴力拔管，拔管后应检查支气管导管的完整性等。

四、其他并发症

包括损伤性喉炎、肺动脉流出道阻塞所致的心脏骤停、肺动脉缝线误缝于双腔管壁等。拔管期可发生轻微出血、黏膜瘀斑、杓状关节脱位、喉头和声带损伤，偶尔可发生牙齿损伤等。

参考文献

[1]　郭曲练, 姚尚龙. 临床麻醉学[M]. 第4版. 北京: 人民卫生出版社, 2016.

[2]　邓小明, 姚尚龙, 于布为, 等. 现代麻醉学[M]. 第5版. 北京: 人民卫生出版社, 2020.

李宁

第4章　困难气道处理流程

第1节　困难气道的定义

　　困难气道（difficult airway）是指具有5年以上临床麻醉经验的麻醉医生在面罩通气时遇到了困难（上呼吸道梗阻），或气管插管时遇到了困难，或两者兼有的一种临床情况。新版ASA"困难气道"指南将"气管拔管困难或失败"以及"有创气道建立困难或失败"两项内容纳入困难气道的定义当中，对困难气道进行了重新定义："困难气道是指受过正规训练的麻醉医生所经历的预期或非预期的面罩通气、喉镜检查、声门上气道通气、气管插管、气管拔管或建立有创气道等一项或多项的困难或失败。"

　　针对困难气道的内涵，指南也分别进行了定义：

　　1. 面罩通气困难（difficult mask ventilation，DMV）是指面罩密封不充分、气体泄漏过多或气体进出阻力过大等一项或多项原因导致无法提供足够通气。

　　2. 喉镜检查困难是指多次尝试喉镜检查后仍然无法看到声门的任何部分。

　　3. 声门上气道通气困难是指声门上气道装置放置困难、需要多次尝试放置声门上气道装置、声门上气道装置密封不充分、气体泄漏过多及气道阻力过大等一项或多项问题。

　　4. 气管插管困难或失败是指多次尝试气管插管后失败。

　　5. 气管拔管困难或失败是指拔除气管导管后气道梗阻或对疑似或已知困难气道患者拔除声门上气道工具后气道梗阻。

　　6. 建立有创气道困难或失败是指解剖异常导致建立有创气道困难或失败。

　　通气不足包括以下内容：呼出二氧化碳减少或消失、胸廓运动减弱或消失、呼吸音减弱或消失、听诊闻及哮鸣音、发绀、气体进入胃致胃扩张、血氧饱和度降低、呼出气体流量减少或消失、肺超声检测到的肺解剖异常、与低氧血症或高碳酸血症相关的血流动力学变化（如高血压、心动过速、心动过缓、心律失常）、精神状态改变或嗜睡。

　　新版ASA"困难气道"指南将困难气道的定义进行了延伸，覆盖范围更广，有助于提高麻醉医生对困难气道的重视程度，更有利于保障患者围术期安全。

第2节　困难气道的分类

一、根据有无通气困难进行分类

近年来，随着各种新型气道工具进入临床，处理困难气道的情况得到改善，但困难气管插管仍然是日常遇到的问题，而且是否存在通气困难更是决定临床处理方法和后果的关键，因此根据有无通气困难将困难气道又分为非急症气道和急症气道。

1. 非急症气道：仅有气管插管困难而无面罩通气困难的情况下，患者能够维持满意的通气和氧合，能够允许有充分的时间考虑其他建立气道的方法。将这种单纯的困难插管气道定义为非急症气道。

2. 急症气道：困难面罩通气兼有困难气管插管时，患者处于紧迫的缺氧状态，必须紧急建立气道。这种不能正压通气同时可能合并困难气管插管的气道定义为急症气道。不能面罩通气又不能气管插管可导致气管切开、脑损伤和死亡等严重后果。

二、根据术前评估进行分类

1. 确定的或预料的困难气道：术前的病史和检查已经确定或高度怀疑在麻醉诱导后会发生困难气道，此种情况可在困难发生前就有准备地选用安全的气道处理方法。因此，此类患者虽有困难气道但多属于非急症气道。

2. 未能预料的困难气道：此类患者在术前评估时没能发现气道问题，或没有做术前检查就开始常规麻醉诱导，而在诱导后发生了通气困难和（或）插管困难。这是产生急症气道的常见原因。

此外，困难气道的患者是否能够与医生合作对气道的处理也有很大的影响。合作的患者可以接受清醒插管，从而降低了发生急症气道的危险性。

第3节　困难气道的评估

气道评估（airway evaluation）是在开始实施麻醉或气道管理之前，麻醉医生应进行气道风险评估。查阅病历，评估患者的临床诊断、检查结果等，术前访视患者或家属，判断患者出现困难气道的风险或误吸的风险，目的是判断有无困难气道。气道评估内容一般包括：

一、病史

了解既往麻醉史中有无困难气道情况，以及是否患有可影响或累及气道的疾病，如类风湿关节炎、肥胖、肿瘤等。许多先天性综合征可能影响呼吸道，导致面罩给氧或气管插管困难。

二、体格检查

在开始实施麻醉或气道管理之前，进行专门针对困难气道的面部特征评估和体表解剖标志测量的体格检查，进一步识别出可能和困难气道相关的生理特征。

提示气道处理困难的体征：①张口困难。②颈椎活动受限。③颏退缩（小颌症）。④舌体大（巨舌症）。⑤门齿突起。⑥颈短，肌肉颈。⑦病态肥胖。⑧颈椎外伤，带有颈托、牵引装置。

DMV是最危险的，年龄大于55岁、打鼾病史、蓄络腮胡、无牙、肥胖〔身体质量指数（body mass index，BMI）＞26kg/m²〕是DMV的5项独立危险因素。Mallampati分级Ⅲ级或Ⅳ级、下颌前伸能力受限、甲颏距离过短（＜6cm）也是DMV的独立危险因素。当具备2项以上危险因素时，提示DMV的可能性较大。

体检评估气道的方法：

1. 张口度：最大张口时门齿间距＜3cm或两横指时无法置入喉镜，导致困难喉镜显露。

2. 头颈运动幅度（neck movement，NM）：正常时患者低头应能将其下颏触及自己胸部，颈能向后伸展，向左或向右旋转颈部时不应产生疼痛或异常感觉。检查寰枕关节及颈椎的活动度是否直接影响头颈前屈后伸，正常头颈伸屈范围在90°～165°，如头后伸不足80°可致插管困难。

3. 上唇咬合试验（upper lip bite test，ULBT）：患者坐直，下颌尽量前伸，下门齿尽量咬合上唇。

1级：患者下门齿咬合上唇，超过上唇线。

2级：患者下门齿能咬合上唇，但低于上唇线。

3级：患者下门齿不能接触上唇，3级者预示有插管困难。

4. 咽部结构分级：即改良Mallampati分级，是最常用的气道评估方法。患者取端坐位，尽可能张大口并最大限度地将舌伸出进行检查。咽部结构分级愈高预示喉镜显露愈困难，Ⅲ～Ⅳ级提示困难气道。改良Mallampati分级与其他方法联合应用，如与颏甲距离合用可提高预测率。

Ⅰ级：可见软腭、咽腭弓、悬雍垂。

Ⅱ级：可见软腭、咽腭弓、部分悬雍垂。

Ⅲ级：仅见软腭和悬雍垂根部。

Ⅳ级：仅见硬腭。

5. 喉镜显露分级：Cormack和Lehane把喉镜显露声门的难易程度分为4级。该喉镜显露分级为直接喉镜显露下的声门分级，Ⅲ～Ⅳ级提示插管困难。

6. 甲颏间距（thyromental distance，TMD）：即在颈部完全伸展时从下颏尖端到甲状软骨切迹的距离。正常在6.5cm以上，小于6cm或小于检查者三横指的宽度，提示用喉镜窥视声门可能发生困难。

7. 胸颏间距：头后仰至最大时，颏突至胸骨上缘切迹间的距离，小于12cm则插管困难。

8. 切牙间距：上下切牙间距，正常值大于等于3.5cm（二横指），小于3cm有困难插管的可能。

9. 检查有无气管造口或已愈合的气管造口瘢痕，面、颈部的损伤，颈部有无肿块，甲状腺大小，气管位置等，评价其对气道的影响。

10. 其他还包括颈围、颈围甲颏间距比、身高甲颏间距比、舌颏间距、身高舌颏间距比等。对某些患者则可能还要做一些辅助性检查，如喉镜（间接、直接的或纤维喉镜）检查、X线检查、纤维支气管镜检查等。通过以上指标综合评估患者困难气道程度。新版ASA"困难气道"指南推荐使用超声对困难气道患者进行术前评估。超声可测量舌骨至皮肤的最小距离、皮肤至会厌的距离、舌体大小等。有研究发现，超声在预测患者困难气道方面有很高的敏感性和特异性。选择内镜检查咽喉部、声门等，有助于困难气道的评估。

这些方法预测困难气道都具有一定的敏感性和特异性，但单一方法还不能预测所有的困难气道，在临床上应综合应用。上述评估气道的方法主要是对常规喉镜显露下行气管插管而言，尽管现在建立气道的方式和方法有了显著的进步，如喉罩和各种可视工具的普及，然而在麻醉前采用这些方法仔细地评估气道仍十分重要。

第4节　困难气道处理的准备

用于困难气道的器具有百余种之多，将这些工具分为处理非急症气道和急症气道的工具。处理非急症气道的目标是微创，而处理急症气道的目标是救命。

一、非急症气道工具及方法

在维持通气的条件下，麻醉医生应当选择相对微创和自己熟悉的方法建立气道。推荐以下7类工具：

1. 直接喉镜

常规选择直接喉镜及各种型号和尺寸的镜片，包括弯型镜片（Macintosh）和直型镜片（Miller）等。成人最常用的是弯型镜片，选择合适的尺寸最重要；直型喉镜片能在会厌下垂遮挡声门时直接挑起会厌显露声门。

2. 间接喉镜

各种可视喉镜均为间接喉镜，通过显示器或目镜看到声门。这些镜片的可视角度均比常规喉镜大，因此能很好地解决声门显露问题，但插管时一定要借助管芯，以防止显露良好却插管失败。

3. 管芯类工具

管芯类工具包括硬质管芯、可调节弯曲度的管芯以及插管探条。插管探条需在喉镜辅助下使用，当喉镜显露在Ⅱ～Ⅲ级时，可先行插入插管探条，确定探条进入气管内后，沿探条导入气管导管。优点是方法简便，提高插管成功率，减少损伤。

4. 光棒

光棒的前端有光源，插管不需喉镜显露声门。事先将气管导管套在光棒外，光棒尖端的光源位于气管导管前端内，诱导后直接将光棒置入喉部，光源到达喉结下正中，光斑集中并最亮时置入气管导管。优点是快速简便，可用于张口度小和头颈不能运动的患者。

5. 可视硬质管芯类

如视可尼（Shikani）等能通过目镜看到声门，可模仿光棒法结合目镜观察辅助插管，也可模仿纤维气管镜法辅助插管。优点是结合了光棒和纤维气管镜的优势，快捷、可视。

6. 喉罩（laryngeal mask airway，LMA）

LMA是被广泛接受的最主要的声门上气道工具，常用的有经典喉罩（LMA Classical）、双管喉罩（LMA-ProSeal）和一次性喉罩（LMA-Supreme）等。喉罩操作简便，无须喉镜辅助，对患者刺激小，对患者体位要求低，置入成功率高，在困难气道处理中的地位逐步提高。插管型喉罩（LMA-Fastrach）已经塑成弯型并自带辅助置入的手柄，便于迅速置入到位。优点是只要插管型喉罩置入成功（在气管导管插入前）就已建立了气道，即刻开始通气，并为进一步的气管插管提供了便利，既可解决困难通气，也可解决困难插管。缺点是患者的张口度须大于3cm并且咽喉结构正常，插管成功率受到医生熟练程度的影响。

7.纤维气管镜

纤维气管镜辅助插管能适合多种困难气道的情况，尤其是表面麻醉下的清醒插管，并可吸引气道内的分泌物；但一般不适合急症气道，操作须经一定的训练。

二、急症气道工具及方法

发生急症气道时要求迅速建立气道，即临时性气道，以尽快解决通气问题，保证患者的生命安全，为进一步建立稳定的气道和后续治疗创造条件。推荐以下几种工具/方法：

（一）面罩正压通气，置入口咽或鼻咽通气道后面罩加压通气

1.面罩应能紧贴鼻梁、面颊和口部。透明塑料面罩便于观察唇（颜色）和口（分泌物或呕吐物）。

2.放置面罩：左手持面罩，用小指提起下颌角，第3指和第4指置于下颌骨处，食指和拇指置于面罩上。用右手控制贮气囊。有时可能要双手维持面罩处于密闭的位置，需要一个助手控制贮气囊，也可用头带密闭面罩。最大吸气压力应保持在20cmH$_2$O以下，尽可能防止气体进入胃内。

3.无牙齿患者，上、下颌骨间距较小，难以使面罩封闭严密。置入口咽导气管常能解决这一问题。紧压面罩以减少漏气。常需要双手操作面罩的方法才能有效。另外，面罩通气时可保留义齿。

4.自主通气的时候发生气道梗阻，可出现胸腹摇摆式运动，气道部分梗阻时出现喉鸣。贮气囊内呼吸运动减弱或消失。行正压通气时，气道内峰压值升高。

5.双人加压辅助通气在嗅物位下置入口咽和（或）鼻咽通气道，由双人四手用力托下颌扣面罩并加压通气。

6.通过如下手段可保持气道通畅：

（1）颈部向后伸展。

（2）托起下颌。将手指放在下颌角下方，向前向上提起下颌。

（3）将头转向一侧。

（4）放置口咽导气管。患者如存在呕吐反射，则不能耐受口咽导气管。放置口咽导气管的并发症，包括呕吐、喉痉挛和牙齿损伤。口咽导气管型号选择不当会加重气道梗阻。如口咽导气管太短，可能压迫舌；如太长，可能阻挡会厌。

（5）鼻咽导气管对轻中度气道梗阻的患者，有助于保持上呼吸道通畅，而且对清

醒或镇静状态下的患者均能耐受。鼻咽导气管能引起鼻出血，接受抗凝疗法的患者应禁用。

（二）喉罩

既可以用于非急症气道，也可以用于急症气道。训练有素的医生可以在几秒内置入喉罩建立气道。紧急情况下，应选择操作者最容易置入的喉罩，如Supreme喉罩。

（三）逆行气管内插管

适用于普通喉镜、喉罩、支气管可视软镜等插管失败，颈椎不稳、颌面外伤或解剖异常者可根据情况选择使用。使用穿刺针或静脉穿刺针行环甲膜穿刺后，用导丝或硬膜外导管可以实现逆行气管内插管。也可采用引导导管先穿过导丝然后引导气管内插管。逆行气管内插管技术的平均插管时间是2.5～3.5分钟。并发症较少见，常见的有出血、皮下气肿等。

（四）气管切开术

气管切开术有专用工具套装，采用钢丝引导和逐步扩张的方法，创伤虽比手术切开小，但仍大于其他建立气道的方法且并发症较多，用时较长，只用于如喉肿瘤、上呼吸道巨大脓肿、气管食管上段破裂或穿孔以及其他建立气道方法失败又必须手术的病例。

（五）食管气管联合导管（esophageal tracheal combitube，ETC）

ETC是一种双管道（食管前端封闭和气管前端开放）和双套囊（近端较大的口咽套囊和远端低压的食管套囊）的导管，两个套囊之间有8个通气孔，可通过食管或气管的任何一个管腔进行通气。优点是无须辅助工具，可迅速将联合导管送入咽喉下方，无论进入食管或气管，经简单测试后都可进行通气。缺点是尺码不全，易导致损伤。现在，喉管也是很好的急症气道工具，可以取代联合导管。

（六）环甲膜穿刺置管术

环甲膜穿刺置管术是经声门下开放气道的一种方法，用于声门上途径无法建立气道的紧急情况。时间是最重要的因素，另外穿刺针的口径以及与通气设备的连接也很关键，要事先准备妥当。如果穿刺口径过小，只能用于供氧或接高频通气机，而且必须经口腔排气，需要口咽通气道和托下颌，这种情况维持短暂，需要后续方法。如果穿刺口径较大（4mm）并可连接通气设备，即可进行通气，但易致气道损伤。

每个麻醉科室都应该准备一个困难气道设备车或设备箱，包括上述急症和非急症气道工具，可以结合本科室的具体条件有所调整，但应当至少有一种急症气道工具。

建议困难气道车应该配备以下工具：呼吸球囊、吸痰管及吸引设备、各种型号的面罩、口咽及鼻咽通气道、喉镜片及喉镜柄、气管导管、探条、管芯、紧急有创气道工具、声门上工具、润滑剂、鼻导管及吸氧面罩、可视喉镜、监护仪、麻醉诱导及维持的药物、抢救药物、插管钳、可用于插管的支气管软镜、牙垫、喷射通气设备、各种型号的气管交换导管、呼气末二氧化碳监测仪、困难气道处理步骤或流程图、去雾剂等。设备车应由专人负责，定期检查并补充和更换设备，使各种器具处于备用状态并定位摆放。

对于已预料的困难气道，确保有擅长气道管理的人员在场，能立即协助并提供帮助。新版ASA"困难气道"指南特别强调了困难气道管理专家、患者体位的摆放、体外膜肺氧合器（extracorporeal membrane oxygenation，ECMO）在困难气道准备阶段的重要性。正确摆放患者的体位，全程吸氧，吸氧可通过鼻导管、面罩或声门上工具给氧，并进行常规监测。

第5节　困难气道的处理

一、已预料的困难气道处理流程

（一）应针对以下情况预先制定困难气道管理策略

1. 清醒插管。

2. 插管困难但可以通气。

3. 不能插管不能通气。

4. 建立紧急有创气道抢救困难。

（二）如果患者可能存在插管困难且有以下一种或多种情况，应该实施清醒插管

1. 面罩或声门上工具通气困难。

2. 误吸高风险。

3. 患者无法耐受短暂的呼吸暂停和缺氧。

4. 预计建立紧急有创气道抢救困难。

（三）不合作的患者在困难气道管理上有一定的限制，特别是清醒插管时

对于不合作的患者困难气道管理，可能需要其他方法（如全身麻醉诱导后插管），但对于合作的患者，不推荐全身麻醉诱导后插管。当综合评估全身麻醉诱导后插管的获益大于风险时，才能考虑在全身麻醉诱导后插管。

（四）清醒或全身麻醉诱导后插管

可尝试喉外按压等操作，以提高插管成功率。

（五）在尝试对已预料的困难气道患者进行插管前，评估无创和有创方法各自的优势

1. 如果选择无创方法，预先确定无创气道工具的使用顺序。如果使用单个工具插管困难，可以联合使用多种工具。在插管过程中，注意插管持续的时间和患者氧饱和度的变化；每次尝试插管失败后，给患者面罩通气并评估面罩通气的效果；限制气管插管或声门上工具放置的次数，以避免潜在的损伤和并发症。

2. 如果选择有创方法，确定首选的措施。有创方法包括但不限于以下内容：环甲膜切开术（如刀片–探条–导管技术）、带有压力调节的环甲膜穿刺装置、经环甲膜或气管切开口放置大口径导管、逆行导丝引导插管、经皮气管切开术等。确保有创气道操作尽可能由接受过有创气道技术培训的医生进行；如果所选的有创方法不可行或失败，选择另一种有创方法；在适当的时候可启用ECMO。

3. 改变麻醉方式，可采取椎管内麻醉、神经阻滞和局部浸润等局部麻醉方法完成手术。

4. 建立外科气道。可由外科行择期气管切开术。

（六）清醒气管插管操作技术

实施清醒插管，先用利多卡因液含漱后，再用利多卡因喷雾或雾化吸入，以减少上呼吸道感觉。

1. 行喉上神经阻滞，可使声门上结构麻醉

将25号针自舌骨大角前方刺入甲状舌骨膜。回吸无血后，将2%利多卡因2mL分别注入两侧。

2. 将局部麻醉药经喉注入气管内，可使声门和上呼吸道麻醉

用25号针在中线行环甲膜穿刺，回抽有空气，确认在气管腔内后，注入2%利多卡因2mL，拔出针头。局部麻醉药注入时，患者会呛咳，这有助于局部麻醉药扩散。对饱胃患者，这种阻滞会增加误吸的风险。

清醒时可经口用喉镜检查气道。除上述神经阻滞外，还可用镇静药，如咪达唑仑、丙泊酚和芬太尼。

3. 在充分表面麻醉和气道局部阻滞后，可行清醒（盲探）经鼻插管

（1）逐渐增加镇静药的剂量是有用的辅助措施。

（2）用涂有润滑剂的气管导管，轻轻地将导管送入鼻咽腔。

（3）当导管插向声门时，能听到深而响的呼吸音。加大头后仰体位有助于插管。导管通常在吸气相进入气管。

（4）插管成功的标志为患者不能发声、通气时可听到呼吸音和通过导管可观察到

湿化气，并在二氧化碳监测仪上显示二氧化碳波形。

新版ASA"困难气道"指南推荐，当存在以下1种或多种情况时，麻醉医生应优先考虑选择清醒气管插管：①潜在发生面罩及声门上气道通气困难的患者；②口腔大量分泌物或出血等误吸风险高的患者；③无法耐受短暂呼吸暂停的患者；④颈部解剖异常致紧急建立有创气道难度大的患者。

对于气管插管工具选择，新版ASA"困难气道"指南强烈推荐：可视喉镜优先用于困难气道患者的气管插管。可视喉镜可显著提高插管成功率，是目前使用最为广泛且普及程度最高的困难气道插管工具，但对咽喉部明显解剖结构异常及口腔大量出血的困难气道患者，可视喉镜的优势不大。

对于声门上气道工具选择，新版ASA"困难气道"指南强烈推荐：第二代喉罩用于困难气道的处理。第二代喉罩有良好的密闭性、误吸风险低、可引导气管插管等，已成为困难气道管理过程中的关键气道工具。

对于管芯类插管工具选择，新版ASA"困难气道"指南强烈推荐：可视管芯用于应对困难气道的处理。可视管芯引导可显著缩短气管插管的时间，但硬质支气管镜在困难气道管理中的应用价值不大。对于不配合或儿童患者，在选择困难气道插管方式时会受到限制，特别涉及清醒气管插管。因此，针对此类患者的困难气道管理应考虑选择其他方法，但适度镇静并保留自主呼吸是此类患者最安全的气道管理策略。

二、未预料和紧急的困难气道管理

（一）未预料和紧急的困难气道处理前准备

应对困难气道的准备时，当怀疑或预测患者会出现困难气道，应做好充足的准备，使困难气道能够得到规避和及时的处理。具体准备工作包括：

1. 困难气道管理用具和设备的准备

直接喉镜（含不同尺寸和形状的喉镜片）、可视喉镜；管芯类、光棒、可视管芯、纤维支气管镜或电子支气管镜；二代喉罩、插管喉罩、喉管等；紧急有创气道工具：气管喷射通气（transtracheal jet ventilation，TTJV）套件、经环甲膜穿刺通气套件和颈前外科气道建立装置。应用时可结合科室情况与操作者的技术和偏好等具体情况选择工具。

2. 患者及家属知情同意

告知患者及家属麻醉过程中困难气道发生的可能，并解释遇到困难气道后的具体处理方案，让患者及家属有良好的心理准备并能积极配合，保证其知情权。

3. 人员准备

出现非预料困难气道时，应立刻求助，有专业人员能够立刻赶到现场协助。

（二）未预料和紧急的困难气道处理流程

尽可能给患者维持氧合，如在尝试插管期间，低流量或高流量经鼻给氧。气管插管尝试的次数应限定在3次以内，第4次尝试（即3+1次）只能在更换为另一位经验丰富的高年资麻醉医生的情况下才可进行。其间需要根据患者的情况行面罩通气，保证氧合；3+1次气管插管失败，则宣布插管失败，暂停插管，立即面罩通气，保证患者的氧合。在处理未预料的困难气道时，评估使患者苏醒和（或）恢复自主呼吸的益处，评估无创和有创方法各自的优势。

插管失败后的面罩通气：当气管插管3+1次不成功时，应宣布插管失败，立即行面罩通气维持氧合。大部分的患者经单手扣面罩即可获得良好通气。对于采用CE手法单手扣面罩不能获得良好通气的患者，可采用口咽和（或）鼻咽通气道配合单手扣面罩的方法，或采用双手托下颌扣面罩同时机械通气的方法。有研究证实双手托下颌较单手托下颌更为有效。如果以上方法仍不能维持良好通气，需要立即请求帮助，在嗅物位下置入口咽和（或）鼻咽通气道，由双人四手，用力托下颌扣面罩行双人加压辅助通气，嗅物位能够增加喉部空间，更易面罩通气。当麻醉不充分或肌松不足时会增加面罩通气的难度，所以即使是面罩通气时也应特别注意麻醉深度与肌松状态。

如果面罩通气可以维持患者氧合，则此时为非紧急气道，操作者应停下来认真思考：①是否可以采用其他无创插管技术再次尝试（包括可视喉镜、支气管可视软镜辅助下气管插管、经声门上通气工具通气或引导气管插管、使用管芯或换管器等）。②是否需要唤醒患者。③是否恢复患者自主呼吸，建立外科有创气道。

如果双人加压辅助通气仍不能维持氧合，则继续寻求帮助，并立即宣布面罩通气失败，使用声门上通气工具通气，维持患者氧合。

声门上通气工具（supraglottic airway device，SAD）包括喉罩、插管型喉罩、喉管以及其他。当双人加压辅助通气仍不能维持氧合，则立即宣布面罩通气失败，置入SAD进行通气，维持患者氧合。一项观察性研究显示喉罩可以在94.1%既不能插管又不能面罩通气的患者中恢复通气。研究已证实第二代SAD在困难气道管理中的重要性，其不仅可以改善大多数患者的通气情况，而且可以胃内减压，减少反流误吸的风险，推荐所有麻醉科均应常规配备此类工具，且所有麻醉医生都应该接受第二代SAD的使用培训。理想的SAD应该容易置入、密封性好、有通向食管与胃的引流管、可经SAD通气管引导气管插管。目前应用和研究较多的有ProSeal LMA、the LMA Supreme、i-gel等。快速序贯诱导时可解除压迫环状软骨以保证SAD的顺利置入。SAD置入困难时可更换型号或产品种类，但置入次数建议不超过3次。

成功置入SAD的判断方法包括：双侧胸廓起伏，双肺听诊，呼气末二氧化碳监测等。患者氧合得到保障时，应该停下来思考：①是否可以使用SAD通气，保障患者整个手术过程中的氧合并完成手术？②是否可通过SAD完成气管插管？③是否需要唤醒患者？④是否需要患者恢复自主呼吸后建立外科气道？患者因素、急诊手术、操作者的技巧都会影响最终的选择，但基本原则是保证通气，维持患者氧合，减少误吸风险。如果为非紧急手术，唤醒患者是第一选择。通过SAD插管仅适用于临床情况稳定、可通过SAD给氧、麻醉医生熟练该项操作的情况，且气管置入的次数也需限制。

研究表明，在困难气道的患者中，通过插管型喉罩进行插管的成功率达74.1%～100%。随着二代喉罩等SAD的不断普及，越来越多的手术可直接在喉罩全身麻醉下完成而不需要气管插管；但在特殊或紧急危及生命的情况下，用SAD维持麻醉被认为是一个高风险的选择。此时，气道已经被多次不成功的插管损伤，且在手术的过程中可能因为气道工具的移位进一步恶化，胃反流、气道肿胀或手术因素也造成危险。在很少的情况下，即使SAD可以维持患者通气，但也可能需要建立外科气道。

如果置入SAD已3次仍不能进行通气，维持患者氧合，则立即宣布SAD通气失败，患者处于"既不能插管又不能氧合"状态，迅速建立紧急有创气道，进行通气，确保患者氧合。

紧急有创气道的建立：当患者处于"既不能插管，又不能氧合"状态时，如不立即处理将会出现缺氧性脑损伤甚至死亡，应立刻建立紧急有创气道。这项技术的成功运用取决于决定的时间、计划、准备及技术的掌握。麻醉医生必须定期反复培训紧急有创气道建立的技术。充足的肌松有助于该技术的顺利完成。紧急有创气道通气包括：环甲膜穿刺置管和TTJV、环甲膜穿刺置管和经环甲膜穿刺通气、经环甲膜切开通气（详见第5章）。

第6节　新版ASA"困难气道"指南的更新内容

一、困难气道的定义

新版ASA"困难气道"指南将"气管拔管困难或失败"以及"有创气道建立困难或失败"两项内容纳入困难气道的定义当中，覆盖范围更广。有助于提高麻醉医生对困难气道的重视程度，更有利于保障患者围术期安全。

二、困难气道的术前评估

针对困难气道的体格检查，特别是体表解剖标志的测量预测困难气道时，新增了颈围与甲颏间距之比、身高与甲颏间距之比、颏舌间距以及超声在困难气道评估中的应用，如利用超声测量皮肤到舌骨的距离、舌头体积以及皮肤到会厌的距离来预测困难气道。新版ASA"困难气道"指南还新增了3D打印等先进技术在气道评估中的应用。在术前评估气道时，指南增加了对患者误吸风险的评估。

三、困难气道的处理

（一）清醒插管适应证

对于已预料的困难气道，新版ASA"困难气道"指南新增了预测到患者建立紧急有创气道抢救困难。同时，对于已预料的困难气道，指南新增并明确了清醒插管的适应证：①存在面罩或声门上工具通气困难患者。②误吸高风险患者。③无法耐受短暂的呼吸暂停和缺氧患者。④预计建立紧急有创气道抢救困难患者。

（二）制定困难气道处理策略

新版ASA"困难气道"指南中困难气道处理流程将"可视喉镜辅助插管作为初始的处理困难气道的无创方法"和"经鼻或经口盲探插管"删除，原因在于目前的文献资料不足以评价在处理困难气道的过程中使用哪一种工具和方法或哪一种使用顺序最有效；也不足以评价在首次插管失败后再次使用哪一种工具和方法最有效。

新版ASA"困难气道"指南没有再提及纤维支气管镜，而是改为插管软镜。这与我们近10年来在国内反复提倡的名称相吻合，这也是技术发展大势所趋，纤维支气管镜已经逐渐被淘汰。

新版ASA"困难气道"指南更加推荐处理困难气道的策略要基于患者的手术情况、患者的状况以及麻醉医生的个人能力和个人习惯。指南也推荐，如果使用一种工具和方法插管困难时，可以联合使用多种工具和方法。

新版ASA"困难气道"指南特别强调提倡经鼻高流量给氧，无论是已预料的困难气道还是未预料的困难气道，在尝试插管的全过程中，尽可能给患者维持氧合，并新增了高流量经鼻给氧的方法。这有助于延长患者窒息氧合的时间，为麻醉医生争取到更多的时间来处理紧急困难气道。

新版ASA"困难气道"指南流程图强调在困难气道处理过程中应该尽早寻求帮助，例如清醒插管失败时，插管困难但可以面罩通气时也要考虑寻求帮助，发生紧急气道时更要寻求帮助。

新版ASA"困难气道"指南特别新增并强调，要限制气管插管或声门上工具放置的次数，以避免潜在的损伤和并发症，推荐尝试不同工具和技术的次数最多3+1次。

（三）困难气道的有创工具和方法

新版ASA"困难气道"指南更新和推荐一些方法和工具，如"刀片–探条–导管法"三件套环甲膜切开术、带压力调节的环甲膜穿刺喷射通气等。同时，也强调了有创气道操作应该尽可能由接受过有创气道技术培训的医生来进行。指南特别新增并强调，无论是已预料或未预料的困难气道，或者在处理紧急气道时，一种方法不可行或失败后，要尽快选择另一种方法，必要时可以使用ECMO。成人困难气道处理流程中，在清醒插管失败和遇到不能插管不能通气时均提到ECMO的使用；小儿困难气道处理流程中，在清醒/镇静插管失败和遇到不能插管、不能通气时均提到ECMO的使用。

（四）确认气管导管位置

新版ASA"困难气道"指南新增了支气管软镜检查、超声等影像学检查来确认导管位置。指南还推荐，当不确定气管导管的位置时，为了不耽误时间，在可行的情况下可以拔除气管导管后给患者使用面罩或声门上工具通气，之后再重新插管。

四、困难气道的拔管

存在困难气道的患者，拔管后其气道将从可控制状态转为非控制状态，发生非计划二次插管风险相对较高，拔管前全面评估患者并选择合适拔管时机最为重要。对于高风险患者，如多次尝试气管插管的患者、咽喉部手术的患者、口腔内有分泌物或血液的患者，拔管应更加慎重。因此，要根据手术的需求、所处的环境、患者的状况以及临床医生的技能及经验等做好拔管前的全面评估，选择最佳拔管方案并做好再次插管的准备。

1. 困难气道拔管的处理

（1）预先制定困难气道拔管和后续的气道管理策略并评估患者是否具备拔管的条件。

（2）确保有擅长气道管理的人员在场协助拔管，尽可能选择合适的拔管时间和地点。

（3）在尝试拔管前，评估先进行气管切开术的风险和益处，评估清醒拔管与麻醉苏醒前拔管的风险和益处。

（4）评估患者拔管后可能导致通气不足的临床因素，评估短期使用气道交换导管或声门上工具以便需要再次插管时作为引导的可行性。但是需注意的是，尽量减少患儿使用气道交换导管。

（5）在整个拔管过程中给患者吸氧。

五、困难气道的后续处理及随访

术后对困难气道患者进行随访并告知有关困难气道的处理过程。当再次手术时提前告知，麻醉医生可借鉴上次应对困难气道的策略从而避免紧急气道等相关严重不良事件的发生。新版ASA"困难气道"指南推荐的随访策略：①拔管后的必要治疗包括给予患者类固醇和（或）肾上腺素。②告知患者有关困难气道的情况并建议下次手术时提醒麻醉医生。③在病历中记录困难气道的处理过程。④同时在困难气道服务机构登记。

六、成人和小儿困难气道的处理流程图

新版ASA"困难气道"指南流程图由原有的一个流程图增加到成人和儿童患者两个流程图（图4-1和图4-2）。

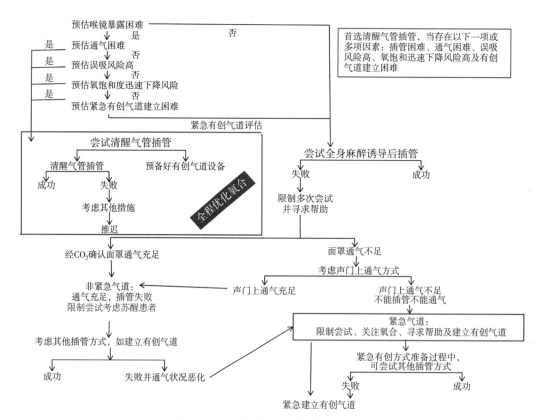

图4-1　成人患者困难气道处理流程图

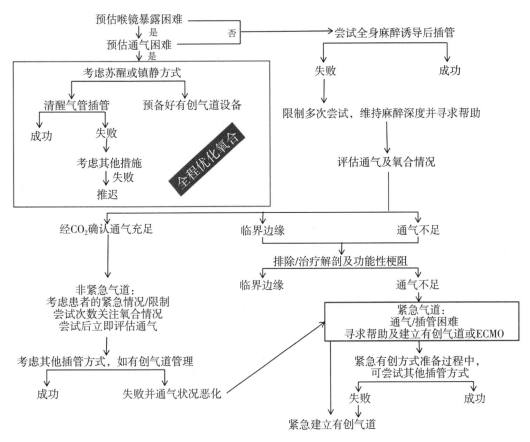

图4-2　儿童患者困难气道处理流程图

参考文献

[1]　郭曲练, 姚尚龙. 临床麻醉学[M]. 第4版. 北京: 人民卫生出版社, 2016.

[2]　邓小明, 姚尚龙, 于布为, 等. 现代麻醉学[M]. 第5版. 北京: 人民卫生出版社, 2020.

[3]　Wilton C. Levine. 麻省总医院临床麻醉手册[M]. 王俊科, 等译. 第8版. 北京: 科学出版社, 2010.

[4]　田鸣, 邓晓明, 朱也森, 等. 困难气道管理专家共识[J]. 临床麻醉学杂志, 2009.

[5]　刘雨睿. 2022年美国麻醉医师协会《困难气道管理实践指南》解读[J]. 临床麻醉学杂志, 2022.

侯源源　孙慧

第5章　环甲膜穿刺切开术

环甲膜穿刺术（cricothyroid membrance puncture）和环甲膜切开术（cricothyrotomy）是现场急救的重要组成部分。环甲膜穿刺术一般适于8岁以下儿童或紧急情况下无条件做环甲膜切开的成年人。可以快速解除因急性会厌炎、头颈部或喉部外伤、异物等引起的气道梗阻导致的窒息及喉水肿，改善患者的缺氧状态，具有简单、有效、易于掌握的优点，是临床医生应该掌握的基本急救技能之一。情况紧急、条件受限时，不必考虑消毒、麻醉等，可用一个大号针头直接穿刺环甲膜，快速达到与外界气体交换的目的，为挽救患者生命赢得时间。

第1节　相关基础知识

环甲膜为体表非常重要的可识别结构，由弹性纤维膜构成，分布于甲状软骨前角的后面连至环状软骨上缘和杓状软骨声带突之间。成人该膜一般宽8~12mm，高10.4~13.7mm，大致形成上窄下宽近似圆锥的形状。因此，环甲膜又称为弹性圆锥，膜的前面中心部分较厚，称为环甲韧带（又称为圆锥韧带）。其上缘游离，前附于甲状软骨前角的后面，后附于杓状软骨声带突，称为声韧带（即声带），是发声的主要结构。环甲膜直接位于皮肤和筋膜层之下，于喉结（甲状软骨切迹）下1~1.5横指处可扪及。其位置浅表，且易被扪及，在上呼吸道梗阻的紧急情况下，可经环甲膜建立临时的呼吸通道。环甲膜之下紧邻的便是喉黏膜，此处分布的动脉、静脉以及环甲膜与声带（可能在韧带上缘的0.9cm处）的距离都有一定的解剖变异性，因此建议对环甲膜的任何操作（如切开或穿刺）都应在下1/3处且朝向脚端方向（向后穿刺的探针可能刺伤环形环状软骨的后壁）进行。

80%的麻醉医生都能准确地定位男性环甲膜上的皮肤位置，而在女性中该数字下降到了30%，因此临床上确定适当的切口或穿刺点可能很困难。对每位患者都应进行困难气道评估，特别是对于困难气道高风险患者，麻醉诱导前可以用超声进行环甲膜定位作为喉部结构的常规检查，并在体表进行解剖标记，一旦发生"既不能插管，又不能氧合"的情况可迅速建立颈前紧急气道。

第2节　环甲膜穿刺切开术的操作目的、适应证和禁忌证

一、环甲膜穿刺切开术的目的

1. 紧急开放气道，解除上呼吸道梗阻，缓解严重呼吸困难和窒息。

2. 气管内注射药物。

二、环甲膜穿刺切开术的适应证

1. 急性上呼吸道梗阻。

2. 喉源性呼吸困难（如白喉、喉头水肿等）。

3. 头面部严重外伤导致无法从口或鼻进行气管插管。

4. 无气管切开条件而病情紧急需快速开放气道时。

5. 需气管内注射治疗药物。

三、环甲膜穿刺切开术的禁忌证

1. 无绝对禁忌证。

2. 已明确呼吸道阻塞发生在环甲膜水平以下及严重出血倾向时，不宜行环甲膜穿刺切开术。

3. 无法明确触及环甲膜解剖位置。

4. 环甲膜下方占位或肿瘤。

5. 急性喉头感染或创伤。

第3节　环甲膜穿刺术的操作流程

一、环甲膜穿刺术操作前的准备

（一）物品准备

1. 穿刺用品：10mL无菌注射器、12～16号带套管的静脉穿刺针（12岁以下儿童采用10～14号针头）、0.9%氯化钠溶液、2%利多卡因溶液、无菌手套、无菌纱布、无菌弯盘等。

2. 消毒用品：0.5%聚维酮碘、无菌棉签、医用手消毒液。

3. 其他：气管导管接头、简易呼吸器、氧气、高频喷射呼吸机、所需治疗药物、医用胶布。

（二）操作者准备

1. 按要求规范着装，戴帽子、口罩。

2. 核对患者信息。

3. 情况许可时，向患者或家属做自我介绍，说明施行环甲膜穿刺的目的、意义等，并签署知情同意书。

4. 检查所需用品是否齐全、无菌用品消毒日期。

二、环甲膜穿刺术的操作流程

（一）体位

患者去枕平卧，肩下垫一薄枕，头后仰，使气管向前突出，头颈保持中线位。操作者洗手，站于患者一侧。

（二）消毒

使用0.5%聚维酮碘消毒液（或用碘酊、酒精）消毒颈部环甲膜周围皮肤两遍，消毒范围不少于15cm。紧急情况或无消毒用品时可不考虑消毒。

（三）麻醉

一般采用局部麻醉。操作者戴无菌手套，用注射器抽取2%利多卡因5mL，自甲状软骨下缘至胸骨上窝，于颈前中线作皮下和筋膜下浸润麻醉。昏迷、窒息或其他危重患者，因其已失去知觉，或为争取时间快速解除呼吸道梗阻，可以不用麻醉。

（四）穿刺

1. 确定穿刺位置：环甲膜位于甲状软骨下缘和环状软骨之间，为上下窄、左右宽的筋状组织，手指触摸呈一椭圆形小凹陷，正中部位最薄，为穿刺部位。

2. 准备：检查穿刺针是否完好、通畅。注射器抽取2～5mL生理盐水备用。

3. 穿刺：操作者戴无菌手套，以左手示指、中指固定环甲膜两侧，右手持注射器，在正中线环甲膜处进针，针尖朝向患者足部，针柄与颈长轴的垂直线成45°角刺入。当针头进入气管时，可感到阻力突然消失。

4. 确认穿刺成功：即刻接装有生理盐水的注射器并回抽，可见大量气泡进入注射器。此时，患者可出现咳嗽反射，或注入少许生理盐水出现咳嗽，这些均证明穿刺成功。

5. 送入套管针并固定：将外套管向气管内推入，同时移除穿刺针针芯及注射器，固定套管。

6. 通气：连接气管插管接头，接呼吸球囊进行通气。也可将套管直接连接高频喷射呼吸机进行通气。如需气管内注射药物，可进行相应操作。

7. 术后观察：整理用物，必要时向患者讲明注意事项，协助患者恢复舒适体位，密切观察患者生命体征。

8. 拔管：操作完成后，除去呼吸球囊或呼吸机，拔除套管针。

9. 包扎固定：穿刺点用0.5%聚维酮碘消毒后压迫片刻，无菌纱布包裹并固定。

第4节　环甲膜切开术的操作流程

环甲膜切开术（简称为手术刀技术），是紧急气道处理流程中的最终解决方案。

术者站在患者左侧，喉外手法确认环甲膜位置，手术刀刀刃朝向术者切开环甲膜，顺时针旋转90°，刀刃朝向尾侧，贴刀片下缘插入前端是软的插管探条。再通过探条插入导管内径达5.0～6.5mm的气管导管，通气、套囊注气，通过呼气末二氧化碳波形确认导管位置，固定导管，可直接连接简易呼吸器或麻醉回路进行通气。

在肥胖或者解剖变异的患者中可采用纵切口。由于手术刀片、插管探条和细的气管导管在手术室很容易找到，而且操作简便、成功率高，但须在接受培训和模拟训练才能顺利迅速完成，建议麻醉医生都应该通过每年一次的培训和模拟训练掌握此项技术。

第5节　环甲膜穿刺切开术的并发症及处理

1. 出血：对凝血功能障碍者应慎重穿刺。

2. 假道形成：准确定位环甲膜，谨慎穿刺，避免假道形成。

3. 食管穿孔：穿刺时不可用力过猛，以免穿透气管，形成食管-气管瘘。

4. 皮下气肿或纵隔积气：穿刺后不可过长时间通气，有条件时做正规气管切开术。

第6节　新版ASA"困难气道"指南中相关内容

一、困难气道管理的准备

建议困难气道车应该配备以下工具：呼吸球囊、吸痰管及吸引设备、各种型号的面罩、口咽及鼻咽通气道、喉镜片及喉镜柄、气管导管、探条、管芯、紧急有创气道工具、声门上工具、润滑剂、鼻导管及吸氧面罩、可视喉镜、监护仪、麻醉诱导及维持的药物、抢救药物、插管钳、可用于插管的支气管软镜、牙垫、喷射通气设备、各种型号的气管交换导管、呼气末二氧化碳监测仪、困难气道处理步骤或流程图、去雾剂等。

二、已预料的困难气道的处理

在尝试对已预料的困难气道患者进行插管前，评估无创和有创方法各自的优势，如果选择有创方法，确定首选的措施。有创方法包括但不限于以下内容：环甲膜切开术（如刀片–探条–导管技术）、带有压力调节的环甲膜穿刺装置、经环甲膜或气管切开口放置大口径导管、逆行导丝引导插管、经皮气管切开术等。如果所选的有创方法不可行或失败，选择另一种有创方法；在适当的时候可启用体外膜肺氧合（extracorporeal membrane oxygenation，ECMO）。

新版ASA指南在更新和推荐这些方法和工具的同时，也强调了有创气道操作应该尽可能由接受过有创气道技术培训的医生来进行。

三、未预料和紧急困难气道的处理

1. 寻求帮助。

2. 尽可能给患者维持氧合，如在尝试插管期间，低流量或高流量经鼻给氧。

3. 在处理未预料的困难气道时，评估使患者苏醒和（或）恢复自主呼吸的益处，评估无创和有创方法各自的优势。无创方法和已预料困难气道的处理类似，如遇到不能插管也不能通气的情况，可采取环甲膜穿刺、环甲膜切开和气管切开等有创方法，在适当的时候可启用ECMO。

参考文献

[1] 邓小明, 姚尚龙, 于布为, 等. 现代麻醉学[M]. 第5版. 北京: 人民卫生出版社, 2020.

[2] 姜保国, 陈红. 中国医学生临床技能操作指南[M]. 第3版. 北京: 人民卫生出版社, 2020.

[3] 丁文龙, 刘学政. 系统解剖学[M]. 第9版. 北京: 人民卫生出版社, 2108.

[4] 刘雨睿. 2022年美国麻醉医师协会《困难气道管理实践指南》解读[J]. 临床麻醉学杂志, 2022.

和润娟

第6章　椎管内麻醉

第1节　脊柱相关解剖

脊柱（vertebral column）位于躯干背侧部中央，构成人体的中轴。成年男性长约70cm，成年女性长约65cm。脊柱由各椎骨（包括骶、尾骨）以及椎间盘、椎间关节、韧带等连接装置所构成。幼年时，椎骨（vertebrae）总数有33个，即颈椎7个、胸椎12个、腰椎5个、骶椎5个和尾椎4个。颈椎、胸椎及腰椎终生不愈合，可以活动，因此称为可动椎或真椎，成年后5个骶椎愈合成一个骶骨，4个尾椎愈合成一个尾骨，因不能活动而称为不动椎或假椎。

椎骨主要由前方的椎体、后方的椎弓及由椎弓上发出的突起构成。椎体和椎弓之间围成椎孔（vertebral foramen）。全部的椎孔加骶管叠连构成椎管（vertebral canal）。管内容纳脊髓及其被膜等结构。

由于所在的部位、承受的压力、邻近的结构、执行的功能不同，因而各部椎骨在形态上也有不同。颈椎（cervical vertebrae）椎体小，上、下面均呈鞍状，第3～第7颈椎体上面侧缘有明显向上的崎样突起，称为椎体钩；下面侧缘的相应部位有斜坡样的唇缘，两者参与组成钩椎关节。椎体钩的作用是限制上一椎体向两侧移位，增加椎体间的稳定性，并防止椎间盘向后外方脱出。胸椎（thoracic vertebrae）椎体两侧和横突末端有肋凹，棘突较长，呈叠瓦状斜向后下，关节突的关节面近额状位，易发生骨折而不易脱位。腰椎（lumbar vertebrae）椎体大，关节突的关节面从额状位逐渐演变为矢状位。上关节突后缘有一突起，称为乳突。横突根部后下方的突起，称为副突。副突与乳突间有上关节突副突韧带，韧带深面有腰神经后内侧支通过。第3腰椎横突最长，有较多的肌附着，穿行于肌筋膜的脊神经后外侧支，可因肌膜损伤而受累及引起腰腿部疼痛，即第3腰椎横突综合征。棘突宽，呈板状，矢状位后伸。相邻两棘突间距较宽，第3～第5腰椎棘突间是腰椎穿刺或麻醉进针的常选部位。骶骨（sacrum）由5个骶椎融合而成。有时第1骶椎、第2骶椎间不骨化融合，则第1骶椎似为第6腰椎，称为第1骶椎腰椎化；有时第1骶椎与第5腰椎骨化融合，称为腰椎骶化。上述两种情况常可刺激坐骨神经根而致腰腿部痛。骶骨的内腔称为骶管（sacral canal），上口呈三角形，是椎管的一部分，向下终于骶管裂孔（sacral hiatus），是椎管的下口，背面覆以骶尾背侧浅韧带。裂孔下部两侧有第5骶椎下关节突形成的骶角，体表易于触及，是骶管裂孔的定位标志。骶正中嵴两侧有4对后孔，分别有第1～第4骶神经后支穿过，可经这些孔做骶神经阻滞麻醉。骶骨的盆面平滑而凹陷，有4对前孔，分别有第1～第4骶神经的前支从中通过。

椎体间借椎间盘、前纵韧带和后纵韧带相连。椎间盘（intervertebral discs）位于相邻两椎体间，共23个，自第2颈椎向下至第1骶椎。第2颈椎体与齿突骨化愈合，其间偶有椎间盘的遗迹，X线片上呈透明线状，应与骨折相鉴别。椎间盘由髓核，纤维环和上、下软骨板构成。上、下软骨板紧贴于椎体上、下面；纤维环为围绕于髓核周围的纤维软骨，其前份较厚，后外侧份较薄；髓核呈半透明胶冻状，位于纤维环的中央偏后。椎间盘富于弹性，可缓冲外力对脊柱和颅的震动。胎儿期椎间盘内有血管，出生后逐渐闭锁消失，除周围部外无血管，其营养和代谢以渗透形式进行。所以随年龄的增长，椎间盘易发生退行性变，过度负重或剧烈运动可致纤维环破坏，髓核突出，称为椎间盘突出症，以第4～第5腰椎间多见。由于椎间盘前方有宽的前纵韧带，后方中部有窄的后纵韧带加强，后外侧薄弱并对向椎间孔，因此髓核常向后外侧突出（约占87%），压迫脊神经。颈段椎间盘的后外方有椎体钩加固，胸段脊柱活动幅度小，因此颈、胸段的椎间盘突出症较少见。前纵韧带（anterior longitudinal ligament）位于椎体和椎间盘前方，上自枕骨的咽结节，向下经寰椎前结节及各椎体的前面，止于第1骶椎、第2骶椎前面，宽而坚韧，与椎体边缘和椎间盘连接紧密，有防止椎间盘向前突出和限制脊柱过度后伸的作用。后纵韧带（posterior longitudinal ligament）位于椎体和椎间盘后方，上自枢椎，下至骶骨，窄细而坚韧，与椎体边缘和椎间盘连接紧密，而与椎体连接疏松，有防止椎间盘向后突出和限制脊柱过度前屈的作用。由于此韧带窄细，椎间盘的后外侧部相对较为薄弱，是椎间盘突出的好发部位。有时后纵韧带可骨化肥厚，向后压迫脊髓。

钩椎关节，又称为Luschka关节，由第3～第7颈椎的椎体钩与上位椎体的唇缘所组成。相邻椎弓板借黄韧带（ligamenta flava）相连接。黄韧带，又称为弓间韧带（ligamenta interarcualia），是结缔组织膜，从上位椎弓板的下缘和内面连至下位椎弓板上缘，参与围成椎管的后壁和后外侧壁。黄韧带厚0.2～0.3cm，但其厚度和宽度在脊柱的不同部位有所差异，颈段薄而宽，胸段窄而稍厚，腰段最厚，腰穿或硬膜外麻醉，需穿经此韧带方达椎管。刺入黄韧带时的阻力骤增感和刺穿黄韧带后的阻力消失感均较显著，常以此作为判断是否刺入硬膜外隙的依据之一。随年龄增长，黄韧带可出现增生肥厚，弹性减退，甚至钙化，以腰段为多见，常导致腰椎管狭窄，压迫马尾，引起腰腿痛。

棘突间的连接包括：棘间韧带（interspinal ligaments）位于相邻两棘突间，前接黄韧带，后续棘上韧带；棘上韧带（supraspinous igament）和项韧带（nuchal ligament）位于棘突和棘间韧带后方，是连于棘突尖的纵长纤维束。在第7颈椎以上部分称为项韧带，该韧带为三角形的弹性纤维膜，其底部向上方附着于枕外隆突和枕外嵴；尖部向下方，与寰椎后结节及下六节颈椎棘突相连，后缘游离而增厚是斜方肌的附着部位，人类已趋退化。在第7颈椎以下部分为棘上韧带，其细长而坚韧，沿各椎骨的棘突尖部下行，并逐渐变薄，至腰部又增厚，止于骶正中嵴。当脊柱过度前屈时，可损伤两韧带，以腰部为多见，而引起腰痛。椎管穿刺如果用钝针直入进针，则针尖抵此韧带后往往滑开，不易刺入。老人棘上韧带可能骨化，则应采取旁正中入路，避开骨化的棘上韧带；横突间韧带（intertransverse ligaments）位于相邻两横突间。颈部常缺如，胸部呈索状，腰部较发达，呈膜状。韧带的内下方有腰神经，该韧带增生肥厚时，可压迫神经，是引起腰腿痛椎管外因素中常见的病因之一。关节突关节（zygapophysial joits）由相邻关节面组成，各关节囊松紧不一，颈部松弛易于脱位，胸部紧而厚。前方有黄韧带，后方有棘间韧带加强。关节突关节参与构成椎间孔的后壁，前方与脊神经相邻，颈段还有椎动脉穿行。

椎管是一骨纤维性管道，其前壁由椎体后面、椎间盘后缘和后纵韧带构成，后壁为椎弓板、黄韧带和关节突关节，两侧壁为椎弓根和椎间孔。椎管骶段由骶椎的椎孔连成，为骨性管道。在横断面观，椎管的形态和大小不完全相同。颈段上部近枕骨大孔处近似圆形，往下为三角形，矢径短，横径长；胸段大致呈圆形；腰段上、中部呈三角形，下部呈三叶形；骶段呈扁三角形。椎管以第4～第6胸椎最为狭小，颈段以第7颈椎、腰段以第4腰椎较小。椎管内有脊髓、脊髓被膜及脊神经根等结构。脊髓上端平枕骨大孔处连于脑，下端终于第1腰椎下缘（小儿平第3腰椎），向下以终丝附于尾骨背面。脊髓表面被覆三层被膜，由外向内为硬脊膜、脊髓蛛网膜和软脊膜。各层膜间及硬脊膜与椎管骨膜间均存在腔隙，由外向内有硬膜外隙、硬膜下隙和蛛网膜下腔。

硬脊膜（spinal dura mater）由致密结缔组织构成，厚而坚韧，少弹性，穿刺后不易马上闭合，常致脑脊液（cerebro-spinal fluid，CSF）外溢。膜的厚度各段不一，以寰枕区为最厚（2～2.5mm），颈胸段次之（分别为1.5mm和1.0mm），腰段再次之（0.33～0.66mm），骶段最薄（约0.25mm）。硬脊膜套在脊髓周围，形成一长筒状的硬脊膜囊。上方附于枕骨大孔周缘，与硬脑膜相续，向下在平第2骶椎高度形成一盲端，并借终丝附于尾骨。硬膜囊两侧伸出筒状鞘膜分别包被脊神经前根和后根，形成硬脊膜。硬脊膜外面在前、后中线处及左、右两侧方都或多或少地借纤维组织隔或小梁连于椎管内壁，前、后方的隔或小梁在颈、胸段较致密完整，而向下则逐渐减少，甚至缺如。

脊髓蛛网膜（spinal arachnoid mater）衬于硬脊膜的内面，薄而半透明。向上与脑蛛网膜相续，向下在平第2骶椎高度成一盲端。在两侧，随硬脊膜包裹脊神经根，称为脊髓蛛网膜。蛛网膜还向外面发出一些细小囊状突起，可穿过硬脊膜，突入硬脊膜外隙的静脉内，即蛛网膜绒毛。它们与颅内蛛网膜粒同属CSF回流装置。

软脊膜（spinal pia mater）与脊髓表面紧密相贴，并深入其沟裂内。菲薄、柔软且富含血管。在前正中裂、后正中沟处的软脊膜稍致密，分别称为软脊膜前纤维索和后纤维隔。在脊髓两侧，软脊膜增厚并向外侧突出，形成齿状韧带。

脊髓被膜间隙包括硬膜外隙、硬膜下隙、蛛网膜下腔等，除硬膜外隙外，其余腔隙均与颅内相应腔隙连通。硬膜外隙（epidural space）是位于硬膜囊与椎管壁（即椎孔内壁骨膜和黄韧带）之间的窄隙。此隙上端附于枕骨大孔边缘，下端终于骶管裂孔，由骶尾背侧浅韧带封闭。由于硬脊膜附于枕骨大孔边缘，所以此隙与颅腔不相通。侧方可经椎间孔通连椎旁间隙，间接使上下左右椎间隙互相沟通。硬膜外麻醉就是将局部麻醉药注入硬膜外隙内，阻滞脊神经的传导。硬膜外隙含有丰富的脂肪组织、纤维组织小梁、动脉、静脉和淋巴管，并有脊神经根通出。

硬膜外隙的脂肪与体内脂肪总量成正比。大部分脂肪呈半流体状颗粒，游离于硬膜外隙内，使注入的局部麻醉药可以上下扩散。但过多的脂肪可吸收亲脂性的局部麻醉药，妨碍其扩散。还有一些结缔组织纤维将脂肪组织分隔成块，也会影响局部麻醉药的扩散，造成硬膜外阻滞不全。小儿硬膜外隙脂肪很少成块状，所以小儿硬膜外隙插入导管较为容易，局部麻醉药扩散范围也较广。

静脉丛按部位分为椎内静脉丛和椎外静脉丛。椎内静脉丛（internal vertebral venous plexus）密布于硬膜外隙内，上自枕骨大孔，下达骶骨尖端，贯穿椎管全长。椎内静脉丛收集脊髓的静脉及出自椎体后面的椎体静脉。椎体静脉丛经椎间孔、骶前孔与脊柱外面的椎外静脉丛连通，节段性地泄入椎静脉、颈升静脉、颈深静脉、肋间后静脉、腰静脉、髂腰静脉和骶外侧静脉中。椎内静脉丛上端穿硬脊膜经枕骨大孔与硬脑膜窦（枕窦、乙状窦、基底等）相连，下部与盆内静脉广泛交通，从而沟通了上、下腔静脉系；由于椎内丛的静脉缺少瓣膜，这就给细菌、癌细胞或寄生虫（如血吸虫）向颅内侵袭或远位播散提供了捷径。椎外静脉丛（external vertebral venous plexus）位于椎体前方、椎弓及其突起的后方，且与椎内静脉丛互相吻合交通。无瓣膜，收集脊柱、脊髓及邻近肌肉的静脉血，汇入椎静脉、肋间后静脉、腰静脉和骶外侧静脉等。向上与颅内的横窦、乙状窦等交通，向下与盆腔内的静脉广泛吻合。可见椎静脉丛是沟通上、下腔静脉系和颅内、外静脉的重要通道。胸腹腔的压力变化常影响椎内静脉丛的充盈，进而影响CSF的压力。咳嗽或用力时CSF压力上升便与这种因素有关。同样，妊娠或下腔静脉受压时，硬膜外静脉丛也高度充血，血流量显著增多，血流加快，如局部麻醉药不慎注入此静脉，极易发生毒性反应。

纤维组织隔梁：硬膜外腔在腔内前、后正中及左、右两侧均有可能存在纤维组织隔梁或栅栏样结构（颈部与上胸部的较完整），往往被分隔为左前、右前、左后、右后4个腔隙；这种分隔对硬膜外阻滞时局部麻醉药的扩散非常不利。这些结构以颈段和上胸段出现率较高，且较致密，这也是导致硬膜外麻醉有时会出现单侧麻醉或麻醉不全的解剖学基础。

此外，硬脊膜囊平第2骶椎高度变细，裹以终丝，其前、后方有纤维索把它连于骶管前、后壁上，结合较紧，似有中隔作用，且腔内充满脂肪，这可能是骶管麻醉也会出现单侧麻醉的原因。

连于脊髓的31对脊神经前后根出入硬膜外隙。硬膜外隙通常以脊神经根为界被分为4个间隙：前（腹侧）间隙：在椎体与后纵韧带后方，硬膜囊与双侧脊神经前根前方，隙甚狭窄；后（背侧）间隙：在椎弓板与黄韧带前方，硬膜囊与双侧脊神经后根的后方，硬膜外穿刺即经黄韧带刺入此隙，后间隙在第3颈椎以上极浅，甚至闭塞，向下逐渐加深。在第3颈椎处深1～1.5mm，至第1～第3胸椎处隙深2～3mm，至胸中段中线处深可达3～5mm，降至第2、第3腰椎和骶椎时，中线处隙深可达5～6mm。后间隙在中线处血管较少。因此，椎管内麻醉多向此处刺入；左、右侧间隙（同侧前、后根间间隙）：介于脊神经前、后根之间，并随二根向椎间孔延伸。传统认为硬膜外阻滞时，此处易渗透及吸收局部麻醉药，但据近期研究，脊神经前后根间并无明显间隙，只有少量纤维脂肪组织充塞。

硬膜外隙的动脉细而不显，来自节段性动脉的脊支，经各椎间孔及骶前孔进入硬膜外腔，分布于椎骨、硬膜外组织、硬膜、神经根和脊髓。

硬膜外隙一般呈负压状态，针穿入此隙后因负压而有抽空感，这与穿入蛛网膜下腔时有CSF流出并呈正压的情况不同。在施行硬膜外穿刺时，常可证明硬膜外腔呈负压状态，用针蒂悬滴法或将充气的小橡皮囊套接在穿刺针针蒂上或用测压计都可测出。负压的产生与穿刺针推压硬脊膜使其与椎管后壁分离有关，用钝针或侧方开口的穿刺针缓慢推进比用锐利的尖端开口穿刺针快速推进产生的负压大。另外，这一负压与胸膜腔内的负压影响有关。胸膜腔与椎旁间隙只隔一层菲薄的壁层胸膜，而椎旁间隙又与硬膜外腔连通，胸膜腔内的负压很容易通过椎旁间隙传到椎管，引起硬膜外腔的负压。因此，深吸气时硬膜外腔的负压增大，咳嗽时负压消失，变为正压。硬膜外负压以胸段为最著，颈、腰部均不明显。临床上，在鉴别穿刺针是否进入硬膜外腔的各种试验中，负压试验也是较常采用的方法之一。

硬膜外隙的总容量约为100mL，其中管的容量为20～30mL。硬膜外隙的容量大于同区段蛛网膜下腔的容量。腰区硬膜外麻醉阻断一个脊髓节段需用局部麻醉药1.5～2mL，而注入蛛网膜下腔时，只要0.3mL便可产生同样的阻滞效果。

硬膜下隙（subdural space）位于硬脊膜与脊髓蛛网膜之间的潜在腔隙。此隙与脊神经外膜内的组织间隙相通；隙中含少量组织液，可能由CSF渗透而来，或由蛛网膜绒毛生成。硬膜外阻滞时，如果误将局部麻醉药注入此隙，可引起特别广泛的阻滞效果，但这种情况极少发生。

蛛网膜下腔（subarachnoid space）位于脊髓蛛网膜与软脊膜之间，隙内充满CSF。向上经枕骨大孔与颅内蛛网膜下腔相通，向下达第2骶椎高度，向两侧在脊神经根周围形成脊神经周围隙。蛛网膜下腔在第1腰椎至第2骶椎高度扩大，称为终池。池内有腰、骶神经根构成的马尾和软脊膜向下延伸的终丝。终池下端至骶管裂孔的距离平均为5.7cm。蛛网膜下腔是充满CSF的"水囊"，脑脊髓悬浮于其中。胸段蛛网膜下腔呈筒状环绕脊髓，蛛网膜距脊髓3mm左右，穿刺时易损及脊髓。成人脊髓下端平第1腰椎下缘，第2腰椎以下蛛网膜下腔扩大成圆锥形终池，池中已无脊髓，只有CSF浸浮着终丝和马尾。因此在第3、第4腰椎间或第4、第5腰椎间进行穿刺一般不会损伤脊髓。但一些脊柱疾病如脊髓栓系综合征患者的脊髓会被牵拉到第2腰椎平面以下，误行腰麻和硬膜外麻醉可能损伤脊髓造成严重并发症。临床上也常经第3、第4腰椎或第4、第5腰椎或第2、第3腰椎棘突间刺入终池，抽取CSF或注射药液。坐位时，CSF由于重力作用流向下，使终池充胀，前后径可增至15mm。因此，蛛网膜下腔穿刺取坐位比卧位更易成功。蛛网膜下腔在两侧伸出囊套状突起，包绕脊神经前根和后根，如将墨汁注入蛛网膜下腔，就会在这些突起中蓄积。因此，它们有"墨套"之称。

CSF无色透明，充满蛛网膜下腔和脑、脊髓的室管系统。成人CSF总量为125～150mL，其中脊髓蛛网膜下腔含有25～30mL。CSF压力在侧卧时为0.069～0.167kPa（70～170mmH$_2$O，或每分钟40～50滴），平卧时为0.98kPa（<100mmH$_2$O），坐起时腰骶段压力显著升高，可达0.196～0.294kPa（200～300mmH$_2$O），咳嗽、用力或压迫颈静脉（Queckenstedt试验）时，CSF压力可进一步升高。

软脊膜下隙（subpial space）（又称为His间隙）位于软脊膜与脊髓实质间潜在的腔隙。少量局部麻醉药进入此隙就能使神经组织分开，甚至可沿此隙到达高位中枢，引起突然昏迷。局部麻醉药进入并聚集于此隙后，达到一定张力即可使软膜破裂，药物急骤流入CSF，可引起高位或全脊髓麻醉。

31对脊神经进出椎间孔，穿过脊髓被膜和被膜间隙连于脊髓。脊神经根丝离开脊髓后，即横行或斜行于蛛网膜下腔，斜行的神经根在蛛网膜下腔沿脊髓两侧行一段距离后到达其相应的椎间孔平面，根丝离开脊髓前、后外侧沟后不久即汇成前根和后根，穿蛛网膜囊和硬脊膜囊，然后行于硬膜外隙中。脊神经根在硬脊膜囊以内的一段，为蛛网膜下腔段；穿出硬脊膜囊的一段，为硬膜外隙段。脊神经根离开脊髓时，脊髓的三层被膜也随其向两侧延伸。其中硬脊膜延伸为硬根膜，蛛网膜延伸为根蛛网膜，软脊膜延伸为软根膜。硬根膜移行于脊神经外膜，根蛛网膜紧贴于硬根膜的内面。与此相应，蛛网膜下腔也呈筒状包绕脊神经根。在椎间孔处蛛网膜细胞增生，与软根膜融合，使随脊神经根延伸的蛛网膜下腔封闭。因而，在进行脊柱旁注射时药液有可能进入神经根周围的蛛网膜下腔内。

每对脊神经借根丝附于一段脊髓，该段脊髓为一脊髓节段。因此，脊髓有31节段，即颈段8节、胸段12节、腰段5节、骶段5节和尾段1节。在胚胎早期脊髓与脊柱等长，每一脊髓节段与其对应的椎骨高度一致，脊髓神经根均水平向外经椎间孔出椎管。从胚胎第4个月开始，由于脊髓的生长慢于脊柱，脊髓上端连于脑，位置固定，因此脊髓比脊柱短。上自枕骨大孔，成人脊髓下端平第1腰椎下缘，新生儿常较低，可平第3腰椎，从而使脊髓节段与椎骨原来的对应关系发生变化，神经根丝需在椎管内下行一段方达椎间孔。了解脊髓节段与椎骨的对应关系，对临床测定麻醉平面和脊髓病变部位有实用意义。

脊髓节段与椎体的对应关系：成人脊髓颈1～颈4节段与同序数椎体相对应；颈5～颈8和胸1～胸4节段与同序数椎体的上1个椎体相对应；胸5～胸8节段与同序数椎体的上2个椎体相对应；胸9～胸12节段与同序数椎体的上3个椎体相对应；腰1～腰5节段与第10～第11胸椎体相对应；骶1～骶5节段和尾1节段与第12胸椎和第1腰椎体相对应。

第2节　椎管内麻醉的作用机制

椎管内麻醉的主要作用部位是脊神经根，至少在阻滞的初期是这样的。在硬膜外和蛛网膜下腔麻醉期间，局部麻醉药也可能还作用于脊髓内的结构。局部麻醉药被注入CSF（蛛网膜下腔麻醉）或硬膜外隙（硬膜外麻醉或骶管麻醉）后，分别"浸浴"蛛网膜下腔或硬膜外隙的脊神经根。将局部麻醉药直接注入CSF的蛛网膜下腔麻醉，只需相对较小剂量和容量的局部麻醉药即可达到有效的感觉和运动阻滞。相比之下，硬膜外麻醉和骶管麻醉则需要较大的剂量才能达到椎管内麻醉的效果。硬膜外麻醉的注射部位（水平）最好位于计划被麻醉的所有脊神经根的中间水平。脊神经后根纤维的神经传导阻断后，可阻断躯体和内脏的感觉。而脊神经前根纤维阻断后，则阻断传出性运动和自主神经的信号传出。

一、躯体神经阻滞

通过阻断疼痛性刺激传导和消除骨骼肌张力，椎管内麻醉可以提供良好的手术条件。感觉阻滞阻断了躯体和内脏的疼痛刺激。细小和有髓鞘的神经纤维通常比粗的和无髓鞘的神经纤维更容易阻滞。各种神经纤维的粗细和特质，结合局部麻醉药浓度随注射距离的增加而下降的事实，可以解释椎管内麻醉时分离阻滞的现象。典型的分离阻滞是交感神经阻滞（通过温度敏感性判断）比感觉阻滞（痛觉、轻触觉）高2个或更多个节段，而感觉阻滞通常又比运动阻滞高数个节段。

二、自主神经阻滞

椎管内麻醉时在脊神经根处阻断自主神经传导，可产生交感神经阻滞。交感神经从胸腰段脊髓发出，而副交感神经则来自颅内和骶部。交感神经节前纤维（细小的有髓B纤维）在T1~L2水平与脊神经一起从脊髓发出，沿交感神经链向上或向下走行于多个平面，然后与交感神经节中的节后细胞形成突触。而副交感神经节前纤维与脑神经和骶神经一起从脊髓发出。椎管内麻醉不能阻断迷走神经（第Ⅺ对脑神经）。因此，椎管内麻醉的生理反应是交感神经张力减弱和（或）副交感神经张力失去对抗所致。

三、心血管表现

椎管内麻醉通常会导致不同程度的血压下降，并伴心率减慢。随着阻滞平面的上升和更广泛的交感神经被阻滞，这些作用会增加得更明显。血管张力是由来自T5~L1的交感神经纤维决定的，其支配动脉和静脉平滑肌。阻滞这些神经后，可导致静脉容量血管舒张、内脏及下肢血液瘀积，从而减少有效循环血容量和心排血量。动脉血管舒张还可能降低全身血管阻力。动脉血管舒张效应可能被阻滞水平以上的代偿性血管收缩降低，尤其是在感觉麻醉的范围局限于低位胸段时。高位交感神经阻滞不仅会丧失代偿性血管收缩，还会阻滞发自T1~T4的心脏交感神经。动静脉扩张合并心动过缓可能导致严重的低血压。此时头高位或妊娠子宫的重压将进一步减少静脉回心血量，加重低血压的程度。失去对抗的迷走神经张力亢进，可以解释蛛网膜下腔麻醉时偶发的心脏骤停。应该预计到有害的心血管效应，采取措施减少低血压的程度。然而，在健康患者阻滞前静脉输注10~20mL/kg的容量负荷已被反复证明不能避免低血压的发生（当阻滞前不存在容量减少时）。向左推移足月妊娠的子宫，有些患者能最大限度地减少对静脉回心血流的影响。采用这些方法后，低血压仍然可能发生，应该立即进行治疗，可采用头低位的自体输血法。可以输注5~10mL/kg液体，前提是患者的心脏和肾功能可以在阻滞消退后

"处理"液体负荷。

应该用阿托品治疗严重的或有症状的心动过缓，用血管加压药纠正低血压。直接用 α-受体激动剂（如去氧肾上腺素）主要引起血管收缩，增加全身血管阻力，并可反射性加重心动过缓。麻黄碱具有直接的 β-肾上腺素能效应，可以提高心率，增强心肌收缩力，间接作用产生一定程度的血管收缩。小剂量的肾上腺素（每次2～5μg）治疗蛛网膜下腔麻醉导致的低血压尤其有效。如果严重低血压和（或）心动过缓不能纠正，应该持续泵注血管加压药。

四、呼吸系统表现

由于膈肌受发自C3～C5神经纤维的支配，椎管内麻醉对肺生理影响很小。即使在上胸部水平实施椎管内麻醉，潮气量的变化也不明显；由于腹部肌肉无法参与用力呼气，肺活量有轻度的下降。

严重慢性肺部疾病患者可能会依靠辅助呼吸肌（肋间肌和腹肌）进行主动呼吸，高位神经阻滞可能会削弱这些肌肉的肌力。同样，用力咳嗽和清除分泌物也需要这些肌肉的参与。因此，对呼吸功能储备有限的患者应慎用椎管内麻醉，但这些不利影响应该与避免使用气道设备和正压通气的益处进行权衡。对脐部以上手术，单纯的区域麻醉技术可能不是严重肺部疾病患者的最佳选择。但是，这些上腹部或胸部手术后患者也可以从术后胸部硬膜外镇痛（应用稀释的局部麻醉药和阿片类药物）或者静脉使用阿片类药物中获益。有证据表明，高危患者术后实施胸部硬膜外镇痛可降低肺炎和呼吸衰竭的发生率，改善氧合，减少机械通气支持的时间，从而改善肺功能。

五、胃肠道表现

椎管内麻醉所致的去交感作用使迷走神经"占优势"，导致消化道发生主动性蠕动。椎管内麻醉联合全身麻醉可以为肠道提供良好的手术条件。在开腹手术后，术后硬膜外镇痛使用局部麻醉药和全身使用最小剂量的阿片类药物可加快胃肠道功能的恢复。

任何麻醉方法，包括椎管内麻醉都可能导致因平均动脉压下降引起的肝血流减少。

六、泌尿系统表现

肾血流量可通过自身调节保持稳定，椎管内麻醉对肾功能的影响较少。腰部的椎管内麻醉可阻滞控制膀胱功能的交感神经和副交感神经。膀胱自主控制的丧失可导致尿潴留，并一直持续到阻滞消退。如果患者在围术期没有安置导尿管，术中应根据手术的需要选用作用时间较短的药物，实施最小安全量的液体输注。椎管内麻醉后应检查尿潴留患者膀胱扩张情况。

七、代谢和内分泌表现

外科创伤可通过局限性炎性反应以及激活躯体和内脏传入神经纤维产生神经内分泌应激反应。这些反应包括增加促肾上腺皮质激素、皮质醇、肾上腺素去甲肾上腺素和血管加压素水平，并激活肾素–血管紧张素–醛固酮系统。临床表现包括：术中和术后高血压、心动过速、高血糖、蛋白质分解、抑制免疫反应和肾功能改变等。椎管内麻醉可以部分抑制（创伤较大的腹部和胸科手术）或全部阻滞（下肢手术）这种应激反应。切皮开始前到术后使用椎管内麻醉，可最大限度地抑制机体的神经内分泌应激反应。

第3节　椎管内麻醉的适应证和禁忌证

一、椎管内麻醉的适应证

（一）硬膜外阻滞适应证

1. 手术麻醉：可单独使用，也可与全身麻醉联合应用。适用于胸部、腹部及其以下部位的手术，包括胸科手术、腹部外科手术、盆腔手术及下肢手术。

2. 急性疼痛治疗：术后镇痛、分娩镇痛。

3. 慢性疼痛治疗：腰腿痛、癌痛。

（二）蛛网膜下腔阻滞适应证

下腹部手术、盆腔手术、下肢手术、肛门及会阴部的手术。

二、椎管内麻醉的禁忌证

（一）硬膜外阻滞禁忌证

相对禁忌证：严重贫血、高血压及心脏代偿功能不良、呼吸困难。

绝对禁忌证：严重休克、全身性严重感染、穿刺部位有感染、脊柱畸形、神经系统疾病、腹内压较高、凝血机制异常。

（二）蛛网膜下腔阻滞的禁忌证

1. 严重低血容量患者。

2. 凝血功能异常患者。

3. 穿刺部位有感染患者。

4. 中枢神经系统疾病，特别是脊髓或脊神经根病患者，麻醉后有可能长期麻痹，以及疑似有颅内高压患者。

5. 脊椎外伤或有严重腰背痛病史以及不明原因脊神经压迫症状患者。

6. 全身感染患者慎用蛛网膜下腔阻滞。

7. 精神病、严重神经官能症以及小儿等不合作患者。

第4节 椎管内麻醉的体位和入路选择

一、椎管内麻醉的体位

1. 坐位：坐位比侧卧位更容易辨认解剖中线的位置，在肥胖患者尤为明显。患者坐位，双肘放在腿上或床旁小桌，或紧紧抱住一个枕头。脊柱弯曲以增大相邻棘突之间的"目标"区域，并使脊柱更靠近皮肤表面。

2. 侧卧位：许多临床医生更喜欢侧卧位实施椎管内麻醉。患者侧卧，双膝弯曲并上蜷靠在腹部或胸部，形成一个"胎儿位"（fetal position）。助手协助患者摆放并保持这一体位。

3. 折刀位：该体位可用于采用等比重或轻比重的麻醉药溶液的肛门直肠手术。优点是阻滞操作的体位与手术体位相同，阻滞后无须更换体位。缺点是CSF无法通畅地经穿刺针流出，需通过抽吸CSF才能确定穿刺针尖位于蛛网膜下腔的正确位置。在需要X线透视引导时，也可采用俯卧位。

二、椎管内麻醉的穿刺入路

1. 正中入路：触摸脊柱并检查患者体位，保证穿刺针在平行于地板进针时，同时也保持在正中线。摸到拟阻滞水平上下脊椎棘突间的凹陷为进针点。用适当的消毒剂消毒，覆盖无菌孔巾。消毒溶液干后，在穿刺部位用小针（25号）注射局部麻醉药做一皮丘，更深的局部浸润麻醉用更长的针。接下来，穿刺针沿中线刺入。由于棘突从脊柱到皮肤为向下走行，穿刺针尾应稍微向头侧倾斜。穿刺针穿过皮下组织时有轻微的阻力感，继续向前进针，穿刺针将进入棘上韧带和棘间韧带，能感到组织密度明显增加，穿刺针能够固定于背部（就像"靶上的箭"）。如果进针很浅即触及骨质，且穿刺针位于正中位置，说明穿刺针可能触及了下方的棘突。如果进针较深时触及骨质，通常说明穿刺针触及了中线上方的棘突，或者穿刺针偏离了中线触及了椎板。无论哪种情况，都要调整穿刺针的进针方向。当穿刺针刺入黄韧带时，通常会感到阻力明显加大。此时，蛛网膜下腔麻醉和硬膜外麻醉的操作方式不同。硬膜外麻醉时，出现明显的"阻力消失感"（通过注射空气或生理盐水），表明穿刺针突破黄韧带进入硬膜外隙。蛛网膜下腔麻醉时，穿刺针经过硬膜外隙继续进针穿过硬脊膜和蛛网膜，直到有CSF流出。

2. 旁正中入路：在硬膜外阻滞或蛛网膜下腔阻滞特别困难和不易摆体位的患者（如患有严重关节炎、脊柱后凸侧弯或既往有腰椎手术史的患者），可以选用旁正中入路。许多临床医生对胸部硬膜外穿刺的患者常规使用旁正中入路。皮肤消毒铺巾准备如前述，在拟阻滞水平的上棘突旁侧2cm处注射皮丘。由于旁正中入路位于多数棘突间韧带的外侧，且穿过的组织是棘突旁的肌肉，初期遇到的阻力较小，似乎穿刺针不在坚韧的组织中。穿刺针与中线成10°～25°夹角进针，穿刺针进入黄韧带和硬膜外隙的"阻力消失感"不如正中入路明显。

3. 旁正中入路时，如果进针浅即遇到骨质，说明穿刺针可能触及了下方椎板的内部，多数应向上和稍微偏外侧调整方向重新进针：如果进针较深才触及骨质，穿刺针通常是触及了下方椎板的外侧部，应该稍微向上偏向中线调整方向后重新进针。本法可避开棘上、棘间韧带，特别适用于韧带钙化的老年患者或脊椎畸形或棘突间隙不清楚的肥胖患者。此外，当直入法穿刺未能成功时也可改用本方法。

4. 超声引导下椎管内麻醉：超声可以用于引导难以触及体表标志患者的椎管内麻醉，实施过程和其他方法一样。与其他超声使用一样，操作者要求接受专门的培训以正确地识别解剖标志和椎管内麻醉所需的间隙。

三、骶管阻滞的体位和入路选择

骶管阻滞就是将穿刺针或导管穿过覆盖于骶管裂孔的骶尾韧带。骶管裂孔在婴儿和小儿容易摸到，老年患者骶尾韧带的钙化可使骶管麻醉难以或无法实施。如前所述，成人硬脊膜囊在骶管内延伸到第1骶椎，小儿则延伸至约第3骶椎，因此小儿鞘内意外注射更为常见。麻醉采用侧卧位或俯卧位，单髋或双髋弯曲并摸到骶管裂孔。消毒皮肤后，穿刺针或静脉导管针（18～23号）以45°角向头侧进针，直至穿过骶尾韧带出现突破感。然后将穿刺针放平，继续进针少许，回抽无血或CSF后注入局部麻醉药。尽管用频繁回抽和逐渐增加剂量的简单方法也可保证安全，但一些临床医生还是主张像其他硬膜外麻醉一样也采用试验剂量的方式。

第5节 硬膜外阻滞的操作流程

一、操作前准备

1. 与患者及家属沟通，核对患者姓名、性别、病案号等，了解、熟悉患者病情，检查患者的基本情况；了解有无硬膜外穿刺置管的禁忌证。

2. 向患者及家属告知硬膜外穿刺置管的必要性、相关的注意事项以及可能的并发症，签署知情同意书。

3. 患者的准备：穿刺前患者均应开放静脉输液，以备紧急情况下给予药物治疗。并连接好生命体征监测装置以便穿刺中随时了解患者的生命体征变化。

4. 物品准备：硬膜外穿刺包、消毒液、生理盐水、2%利多卡因注射液、0.75%布比卡因或其他局部麻醉药，必要的急救药物及器械，如肾上腺素、阿托品、麻黄碱、喉镜、气管导管、麻醉机。

5. 操作者正确戴口罩、帽子，手清洁消毒。

二、操作过程

1. 患者体位：协助患者采取舒适体位，侧卧位是最常用体位。脊柱与手术台边缘保持平行，双膝关节屈曲并尽量向胸部靠拢。下颌尽量向胸部屈曲，使脊柱最大限度弯曲以显露间隙。坐位穿刺时，头与双肩弯向躯干，双前臂放于托盘上，需有助手帮助患者保持体位不变。

2. 穿刺部位选择并标记：根据手术部位和方式，一般取支配手术范围中央的脊神经相应的棘突间隙。上肢手术选择颈7～胸1椎间隙，下肢手术选择腰1～腰2或腰2～腰3椎间隙，上腹部手术选择胸8～胸9椎间隙，下腹部手术选择胸10～胸11椎间隙。

3. 检查穿刺包灭菌情况：打开穿刺包，戴无菌手套，检查穿刺包内器械（注意穿刺针是否通畅）。嘱助手准备消毒液、生理盐水，并倾倒至穿刺包方格内；助手协助抽取局部麻醉药备用。全过程中注意无菌操作。

4. 消毒铺巾：用消毒液在穿刺点部位，自内向外进行皮肤消毒3遍，消毒范围以穿刺点为中心大于15cm。铺盖无菌洞巾。

5. 麻醉：用左手示指和中指固定穿刺点两侧皮肤，以5mL注射器抽取2%利多卡因2mL。①正中入路：在选定棘突间隙中点进行皮肤表面麻醉，并在穿刺入路进行皮肤、棘上韧带、棘间韧带逐层做完善的局部浸润麻醉。②旁正中入路：在选定棘突间隙中点旁开1.5cm处进针，进行皮肤表面麻醉和穿刺入路浸润麻醉，避开棘上韧带和棘间韧带。同时用穿刺针探明穿刺路径。注射药物前应回抽，观察无血、无气方可推送麻醉药。

6. 穿刺：正中入路：用16号刺皮针刺入皮肤及棘上韧带；再将硬膜外穿刺针沿此针眼刺入，于矢状线上缓慢进针，穿透黄韧带时有阻力骤然消失的"落空感"，接上装有1~2mL生理盐水的玻璃注射器，推注无阻力或气泡无压缩，说明针尖已进入硬膜外隙。旁正中入路：用16号刺皮针与皮肤成75°角对准棘突间孔刺入，再将硬膜外穿刺针沿此针眼刺入，经黄韧带进入硬膜外隙。测试是否穿刺针进入硬脊膜外腔：①黄韧带突破感（操作者的手有落空感）。②负压试验阳性：针尾水珠或毛细玻璃管水珠吸入（几乎与落空感同时出现）。③注射空气无阻力。④回抽注射器无CSF或血液。

7. 硬膜外置管：将穿刺针缺口调至预定方向（向头端或脚端），用硬膜外导管测量皮肤至硬膜外隙距离，以左手把持距离，右手将硬膜外导管置入硬膜外隙，导管过硬膜外穿刺针口斜面后再进3~5cm，然后左手缓慢拔针，右手固定导管，使导管不致随穿刺针带出。调整导管长度在硬膜外隙留存3cm，接硬膜外导管接头检查导管通畅程度；回吸无血液、CSF后妥善固定导管，接药液过滤器。用无菌贴膜覆盖穿刺点。

硬膜外隙先给予试验剂量，一般选用2%利多卡因3~5mL。用于判断药物是否误入蛛网膜下腔、导管是否置入硬膜外隙血管以及麻醉初量的确定等。给药后，注意严密观察患者血压、心率、脉搏氧饱和度等生命体征变化；无异常后追加局部麻醉药。

三、操作后处理

1. 协助患者恢复仰卧位，严密观察患者生命体征变化，及时发现并处理并发症。

2. 妥善处理操作物品，注意分类处理操作利器和普通废物、废料，丢弃到相应位置。书写操作记录。

3. 严格执行无菌操作，操作时态度认真严谨，沟通时有礼貌，注意人文关怀。

第6节　蛛网膜下腔阻滞的操作流程

一、操作前准备

1. 与患者及家属沟通，核对患者姓名、性别、病案号等，了解、熟悉患者病情，检查患者的基本情况；了解有无蛛网膜下腔阻滞的禁忌证。

2. 向患者及家属告知蛛网膜下腔阻滞的必要性、相关的注意事项以及可能的并发症，签署知情同意书。

3. 患者的准备：穿刺前患者均应开放静脉输液，以备紧急情况下给予药物治疗。并连接好生命体征监测装置以便穿刺中随时了解患者的生命体征变化。

4. 物品准备：腰麻穿刺包、消毒液、生理盐水、2%利多卡因注射液、0.75%布比卡因或其他局部麻醉药，必要的急救药物及器械，如肾上腺素、阿托品、麻黄碱、喉镜、气管导管、麻醉机。

5. 操作者正确戴口罩、帽子，手清洁消毒。

二、操作过程

1. 患者体位：协助患者采取舒适体位，侧卧位是最常用体位。脊柱与手术台边缘保持平行，双膝关节屈曲并尽量向胸部靠拢。下颌尽量向胸部屈曲，使脊柱最大限度弯曲以显露间隙。坐位穿刺时，头与双肩弯向躯干，双前臂放于托盘上，需有助手帮助患者保持体位不变。

2. 穿刺部位选择并标记：成人应在腰2以下的腰椎间隙、儿童在腰3以下的腰椎间隙穿刺。确定穿刺间隙的方法：两侧棘最高点连线与脊柱相交处，相当于第4腰椎棘突或腰3、腰4棘突间隙。

3. 检查穿刺包灭菌情况：打开穿刺包，戴无菌手套，检查穿刺包内器械（注意穿刺针是否通畅）。嘱助手准备消毒液、生理盐水，并倾倒至穿刺包方格内；助手协助抽取局部麻醉药备用。全过程中注意无菌操作。

4. 消毒铺巾：用消毒液在穿刺点部位，自内向外进行皮肤消毒3遍，消毒范围以穿刺点为中心大于15cm。铺盖无菌洞巾。

5. 麻醉：用左手示指和中指固定穿刺点两侧皮肤，以5mL注射器抽取2%利多卡因2mL。①正中入路：在选定棘突间隙中点进行皮肤表面麻醉，并在穿刺入路进行皮肤、棘上韧带、棘间韧带逐层做完善的局部浸润麻醉。②旁正中入路：在选定棘突间隙中点旁开1.5cm处进针，进行皮肤表面麻醉和穿刺入路浸润麻醉，避开棘上韧带和棘间韧带。同时用穿刺针探明穿刺路径。注射药物前应回抽，观察无血、无气方可推送麻醉药。

6. 穿刺：①正中入路：用16号刺皮针刺入皮肤及棘上韧带；再将硬膜外穿刺针沿此针眼刺入，于矢状线上缓慢进针，穿透黄韧带时有阻力骤然消失的"落空感"，接上装有1~2mL生理盐水的玻璃注射器，推注无阻力或气泡无压缩，说明针尖已进入硬膜外隙。穿刺成功后取出针芯，将腰麻针插入硬膜外穿刺针内缓慢推进，常有第二个"落空感"，提示进入到蛛网膜下腔，拔出针芯有CSF流出。②旁正中入路：用16号刺皮针与皮肤成75°角对准棘突间孔刺入，再将硬膜外穿刺针沿此针眼刺入，经黄韧带进入硬膜外隙，穿刺成功后取出针芯，将腰麻针插入硬膜外穿刺针内缓慢推进有"落空感"，提示进入到蛛网膜下腔，拔出针芯有CSF流出。

7. 给药：针尖进入蛛网膜下腔后，针尾接注射器，缓慢回抽CSF，流出顺畅后以适当速度推局部麻醉药。

注药结束后将穿刺针同注射器一起拔出，拔针后按压，用无菌贴膜覆盖穿刺点。

三、操作后处理

1. 协助患者恢复仰卧位，严密观察患者生命体征变化，注意并发症，测量麻醉平面。

2. 妥善处理操作物品，注意分类处理操作利器和普通废物、废料，丢弃到相应位置。书写操作记录。

3. 严格执行无菌操作，操作态度认真严谨，沟通时有礼貌，注意人文关怀。

第7节　椎管内麻醉的操作注意事项

一、硬膜外阻滞操作注意事项

1. 无菌术：在操作中严格执行无菌原则。例如，操作医生的有菌部位和有菌物品不越过麻醉包上方；消毒范围以穿刺点为中心，半径至少15cm。

2. 穿刺针头斜面方向：该因素易被忽略。穿刺针头斜面在最初穿刺的2~3cm与身体纵轴平行，估计到达黄韧带时将穿刺针旋转90°至斜面与身体纵轴垂直，这样既可减少穿刺针对组织的切割伤，又可在随后的穿刺中体会到穿过黄韧带的突破落空感。需要注意的是，不可在到达硬膜外腔后旋转穿刺针，针体旋转可能刺破硬脊膜导致穿刺失败。

3. 判断进入硬膜外腔的方法：阻力消失法是判断穿刺针到达硬膜外腔的最主要方法，另外还有负压法等。阻力消失包括两层含义：①穿刺针穿过黄韧带时有突破落空感。②用玻璃注射器注入气水混合液时几乎感觉不到阻力。

4. 导管置入中注意事项：①置入硬膜外腔的导管长度以3~5cm为宜，太短退针时易被带出，太长易发生扭折、盘旋、偏向一侧，甚至穿过椎间孔而入椎旁。②导管已越过穿刺针斜口遇阻力需将导管退出时，必须将导管与穿刺针一并拔出，切忌只拔导管，否则有针尖斜口割断导管的危险。③置管过程中如患者出现肢体异常或弹跳，提示导管偏于一侧刺激脊神经根。应将穿刺针与导管一并拔出，重新穿刺置管。④导管内流出全血，提示导管已刺破硬膜外间隙静脉丛，可用生理盐水做冲洗，并拔出硬膜外导管重新穿刺。

5. 硬膜外穿刺失败的原因：患者体位不当，脊柱畸形，严重肥胖，穿刺点定位困难。穿刺针误入椎旁肌群或其他组织而未被察觉等。

6. 下列情况应放弃硬膜外穿刺：①多次穿破硬脊膜。②穿刺或置管时误伤血管，致有多量血液流出，或已证实误伤脊髓或脊神经时。③导管被割断而残留于硬膜外间隙。

7. 安全与人文关怀：操作中关注患者的生命体征变化，询问患者的感受。

二、蛛网膜下腔阻滞操作注意事项

1. 应避免在腰2椎体以上间隙穿刺，以免损伤脊髓。

2. 注药速度不应过快，时间控制在10～30秒。

3. 针尖进入蛛网膜下腔后，如未见CSF流出则应考虑系患者颅内压过低所致，可试用压迫颈静脉或让患者屏气等措施，以促进CSF流出。

4. 麻醉后密切观察有无循环、呼吸等生命体征的剧烈改变，有无恶心、呕吐等并发症，并做相应处理。

5. 重比重药液向低处流动，轻比重药液向高处流动。注药后一般应在5～10分钟调节患者体位，以获得所需麻醉平面，超过此时限，因药物已与脊神经充分结合，调节体位的作用就会无效。

第8节　椎管内麻醉的并发症

一、硬膜外阻滞的并发症

1. 神经损伤：穿刺针刺入蛛网膜下腔，损伤脊神经根，导致脊髓损伤。

2. 硬膜外血肿：硬膜外腔有丰富的静脉丛，有凝血机制障碍的患者，如果穿刺时损伤血管，就可形成血肿。

3. 全脊麻：硬膜外麻醉所用的麻醉药大部分注入蛛网膜下腔，即可导致全脊麻。

4. 硬膜外腔感染：麻醉穿刺时，无菌要求不严格，就可引起硬膜外腔的感染和脓肿。

5. 局部麻醉药中毒反应：如果局部麻醉药误入血管或短时间内吸收的局部麻醉药剂量过大，可使血液中的局部麻醉药浓度过高，而引起毒性反应，主要表现为神经系统毒性和心血管功能障碍。

二、蛛网膜下腔阻滞的并发症

1. 神经损伤：神经损伤的发生率虽然很低，但是一个非常严重的问题。以下是可能发生的神经损伤。穿刺或置管时直接损伤神经：置管或注药过程中患者疼痛，可能是穿刺针或导管引起潜在神经损伤的警示信号，这时需要重新放置穿刺针或导管。神经阻滞过程中短暂的感觉异常一般立即消失，通常不会造成远期后遗症。

2. 短暂的神经综合征（transient neurologic syndrome，TNS）：是一种在蛛网膜下腔阻滞消退后出现并可持续2～7日的自发的严重神经根性疼痛。症状包括臀部或大腿的烧灼痛。TNS通常保守治疗有效，如使用非甾体抗炎药和热敷。

3. 蛛网膜下腔阻滞后可发生背痛：可能与麻醉时背部韧带松弛有关。发生率与全身麻醉后背痛相似，可能与全身麻醉药和肌松药对背部结构的作用有关。

4. 血性穿刺液：进针时刺破硬膜外静脉可以导致血液或血液与CSF混合液自穿刺针流出。如果此种液体不能很快变清澈，即应拔针，重新穿刺。

5. 脊髓血肿：是外科急症。通常在48小时内表现出严重的背痛和持续神经功能丧失的症状与体征。凝血功能异常或用抗凝药的患者危险性增加。

三、心血管系统

1. 低血压：阻滞前经静脉给予乳酸林格液500～1000mL可以减少低血压的发生。对于心功能低下者大量静脉输液需谨慎，因为在阻滞的恢复过程中，外周的液体要向中心转移及体循环血管的张力恢复，可以导致液体容量超负荷和肺水肿。治疗方法：增加静脉回流，治疗严重心动过缓。保持头低脚高位、静脉输液、可能需抬高肢体促进血液回流或使用血管加压药。

2. 心动过缓：可以用阿托品或格隆溴铵治疗。如果出现严重心动过缓和伴有低血压，可给予麻黄碱或肾上腺素。

四、呼吸系统

1. 呼吸困难：是高平面蛛网膜下腔阻滞时患者常见的主诉，由于腹壁及胸壁肌肉的本体感觉传入神经纤维被阻滞所致。一般只需安慰患者，但必须保证患者充足通气。

2. 呼吸停止：可因严重低血压导致延髓供血减少或直接阻滞到C3～C5脊神经（全脊麻）、抑制膈神经功能所引起。须立即给予通气支持。

五、内脏

1. 尿潴留：尿潴留的时间可较感觉和运动神经阻滞的时间长。如果麻醉或镇痛需维持较长时间，应留置尿管。

2. 恶心和呕吐：通常因低血压或迷走神经兴奋引起。治疗包括提升血压、吸氧和静脉注射阿托品。

六、感染

蛛网膜下腔阻滞引起的感染极为罕见。可导致脑膜炎、蛛网膜炎和硬膜外脓肿。其病因可能为化学药物污染、病毒或细菌感染。应尽早请会诊，及早诊断和治疗。

七、瘙痒

常出现在椎管内使用阿片类药物时，鞘内注射比硬膜外注射更常发生，确切发生机制尚不清楚。

八、寒战

发生率高，可静脉注射哌替啶25mg治疗。

第9节　椎管内麻醉在服用抗凝药物和抗血小板药物情况下的应用

在服用抗凝药物和抗血小板药物的情况下，能否应用椎管内麻醉技术仍有争议。美国区域麻醉和疼痛医学协会（American Society of Regional Anesthesia and Pain Medicine，ASRA）关于这个问题已经发布了指南。因为指南经常修订和更新，建议操作实施者遵循最新的版本。

硬膜外隙血肿报道的发生率不是很高（1/150000例硬膜外麻醉）。抗凝和抗血小板药物的使用持续增长，将有更多数量的患者存在硬膜外隙血肿的潜在风险。但是，因为硬膜外隙血肿罕见，而临床试验是不可行的，所以大多数指南是基于专家意见和案例系列的评论。

一、口服抗凝药物

长期服用华法林的患者如果采用椎管内麻醉，除非已经停用药物数周，否则通常在凝血酶原时间（prothrombin time，PT）和国际标准化比值（international normalized ratio，INR）恢复正常后阻滞，阻滞前进行必要的记录。麻醉医生应该经常咨询患者的内科主治医师，考虑停用抗血小板或抗凝治疗的时机。麻醉医生正遇到越来越多的新型抗凝药，如直接凝血酶抑制剂达比加群以及Ⅹa因子抑制剂利伐沙班和阿哌沙班。

从停药到实施椎管内麻醉的时间建议为药物的2.5倍衰期。然而，根据患者因素，两倍半衰期可能不足以缓解椎管内麻醉后出血风险的增加。为了避免增加出血的风险，停药的时间可能须达到5~6倍的药物半衰期。凝血酶凝固时间测定可用于检测达比加群的作用。同样，Ⅹa因子抑制剂可以通过Ⅹa因子抑制的测定来评估。计划实施椎管内麻醉的麻醉医生应该与病史提供者详细商议，以确定在考虑使用椎管内麻醉时是否建议暂停抗凝治疗。如果血栓风险增加，可以考虑在暂停口服抗凝治疗期间使用低分子肝素进行桥接治疗。有人建议，新的口服抗凝剂应该在椎管内麻醉或移除硬膜外导管24~48小时后恢复服用。

二、抗血小板药物

一般而言，抗血小板药物（阿司匹林和非甾体抗炎药）并不增加椎管内麻醉或拔除硬脊膜外导管导致脊髓血肿的风险，但这并不表明服用其他影响凝血机制的药物不会影响患者正常的凝血功能。其他对凝血功能有明显影响的药物必须停用，并在其作用完全消退后才能实施椎管内麻醉。停用的时间取决于特定的药物：噻氯匹定14日，氯吡格雷7日，普拉格雷7~10日，替格瑞洛5日，阿昔单抗48小时，依替巴肽8小时。在血小板功能恢复之前，接受抗血小板药物治疗的患者应避免使用椎管内麻醉技术。氯吡格雷和普拉格雷的代谢产物阻断P2Y12受体，阻碍血小板聚集。替格瑞洛可直接抑制P2Y12受体。与氯吡格雷相比．普拉格雷和替格瑞洛均具有更大的血小板抑制作用。最近放置心脏支架的患者，停用抗血小板治疗可能导致支架血栓形成和急性ST段抬高的心肌梗死。因此，椎管内麻醉的风险和益处应该与患者和患者的主治医师探讨。

三、标准（普通）肝素

预防性皮下小剂量肝素注射并非椎管内麻醉或拔除硬脊膜外导管的禁忌证。对术中拟应用肝素治疗的患者，阻滞应至少在应用肝素前1小时实施。阻滞操作时，如果硬膜外隙或蛛网膜下腔导管位置出血，不一定要取消手术，但须就所面临的风险与外科医生一起协商，并在术后对患者进行严密的监测。拔除硬膜外隙导管应该在应用肝素前1小时或停用4小时后进行。

应用治疗剂量肝素和部分凝血活酶时间（partial-thromboplastin time，PTT）延长的患者，应该避免实施椎管内麻醉。如果在硬膜外隙导管置入之后才开始静脉应用肝素，则拔除导管应在停用或中断肝素使用并且对凝血功能进行评估后进行。在心脏手术需要抗凝的情况下发生脊髓血肿的风险尚不清楚。我们只有在预期收益大于风险的极其罕见的情况下才会在非体外循环冠脉搭桥术后使用硬膜外镇痛。及时诊断和清除症状性的硬膜外隙血肿可以增加保留神经功能的可能性。

四、低分子量肝素

1993年，美国有许多使用低分子量肝素（low molecular weight heparin，LMWH）依诺肝素（Lovenox）后实施椎管内麻醉的患者发生了椎管内血肿。其中许多患者术中或术后早期应用了LMWH，数例患者还辅以抗血小板治疗。ASRA指南为在这种情况下降低风险提供了有用的建议。指南要求，如果硬膜外穿刺或置管时有异常出血，LMWH应该推迟至术后24小时应用，因为这些损伤可显著增加发生椎管内血肿的风险。如果拟在手术后应用LMWH预防血栓形成，硬脊膜外导管应在首次应用LMWH 4小时前拔除。

五、纤溶或溶栓治疗

如果患者接受纤溶或溶栓治疗，则不应进行椎管内麻醉。ASRA开发了一个智能手机应用程序（ASRA Coags Regional app)，帮助管理患者在围术期服用影响凝血的药物。

参考文献

[1] 隽兆龙, 张蕊. 麻醉技能学[M]. 第1版. 北京: 人民卫生出版社, 2019.

[2] 姜保国, 陈红. 中国医学生临床技能操作指南[M]. 第3版. 北京: 人民卫生出版社, 2020.

[3] 赵玉沛, 陈孝平. 外科学[M]. 第3版. 北京: 人民卫生出版社, 2015.

[4] 陈孝平, 汪建平, 赵继宗. 外科学[M]. 第9版. 北京: 人民卫生出版社, 2018.

邱焱 孙赫 王敏瑶 杨斯洵

第7章　外周神经阻滞

神经干（丛）阻滞是指将局部麻醉药注射至神经干（丛）周围，暂时阻滞神经的传导功能，从而使该神经支配区产生麻醉作用的方法。神经干阻滞技术从最初的盲探寻找异感、体表定位加神经刺激器引导法，发展到近年来的超声引导法，其安全性和有效性得到提高。

神经干阻滞技术可以单独使用，也可以与其他麻醉方式联合使用来提供镇痛。适应证主要取决于手术部位与范围、手术时间以及患者的镇痛需求等。绝对禁忌证为患者拒绝，相对禁忌证包括操作部位感染、肿瘤、严重畸形、患者局部麻醉药过敏等。凝血功能异常或者使用抗凝药的患者，可根据其他麻醉技术相关风险、操作部位出血风险等级、患者潜在获益等因素综合考虑。

第1节　颈丛神经阻滞技术

一、颈丛相关基础知识

（一）颈丛

颈神经丛由C1~C4脊神经前支构成，分布于颈部肌肉和膈肌，以及头、颈、胸部皮肤。颈丛深支多数支配颈部肌肉，浅支在胸锁乳突肌后缘中点处形成放射状分布，向前为颈横神经，向后上为耳大神经，向后为枕小神经，向下为锁骨上神经，分布于同侧颌下、锁骨、颈部及枕部区域的皮肤。

（二）颈袢

颈袢由C1~C3前支的分支组成，位于颈动脉鞘前方，其发出分支支配肩胛舌骨肌上腹、胸骨舌骨肌、胸骨甲状肌及肩胛舌骨肌下腹。

（三）膈神经和副膈神经

膈神经主要来自C4脊神经前支，也有来自C3和C5的纤维加入。膈神经在前斜角肌外缘形成后，在椎前筋膜深部前斜角肌表面下降。副膈神经可来自C5脊神经前支，也可来自C4或C6前支、臂丛或颈袢，一般在膈神经外侧下降，在颈根部或胸腔内汇入膈神经。

二、颈丛神经阻滞适应证

适用于颈部手术，如甲状腺及甲状旁腺手术、颈动脉内膜剥脱术等。

三、颈丛神经阻滞禁忌证

由于颈深丛神经阻滞会阻滞膈神经，应禁用双侧颈深丛神经阻滞。对于呼吸功能障碍患者慎用颈深丛神经阻滞。

四、颈丛神经阻滞操作流程

（一）操作前准备

1. 与患者和家属沟通，核对姓名、性别、病案号等，确认有无药物（特别是局部麻醉药）过敏史，确认患者神志和精神状态正常，能够配合，同时嘱咐患者操作前注意事项。签署穿刺同意书，告知可能的并发症。

2. 操作前与外科医生仔细核对患者和手术范围，尤其是颈深丛阻滞侧，严防左、右侧穿刺错误。

3. 物品准备：消毒液、消毒器械、局部麻醉药（按体重配置好的相应浓度安全剂量范围内的）、注射器、推荐使用的专用穿刺包、超声设备、急救药品。

4. 操作者正确戴口罩、帽子，手清洁消毒。

（二）操作过程

1. 体位：患者仰卧，头偏向阻滞对侧。患者清醒时为缓解紧张感，可视具体病情使用适量镇静药物。

2. 再次确认病情、体征，测量脉搏和血压，检查颈部有无异常，穿刺点周围有无感染。推荐消毒前进行超声扫描穿刺目标神经和穿刺点定位。

3. 穿刺点定位：

（1）颈浅丛：胸锁乳突肌后缘中点。

（2）颈深丛：乳突尖至锁骨中点连线的中点位置即第4颈椎横突，乳突尖下方1~1.5cm处为第2颈椎横突，第2和第4颈椎横突之间为第3颈椎横突。

4. 穿刺方法：

（1）传统三点法：穿刺点在颈2、3、4横突。

（2）改良一点法：穿刺点在颈4横突。

5. 消毒铺巾：用消毒液在穿刺点部位，自内向外进行常规皮肤消毒3遍，消毒范围以穿刺点为中心大于15cm。推荐使用穿刺包，检查穿刺包灭菌情况，打开穿刺包，戴无菌手套，检查穿刺包内器械（注意穿刺针是否通畅），铺盖无菌洞巾。

6. 穿刺：

（1）颈浅丛：使用22G穿刺针垂直皮肤进针刺入皮肤，有落空感后表明针尖穿过颈阔肌，沿胸锁乳突肌后缘向前方扇形方向注入局部麻醉药10mL，每次调整方向注射前都需回抽确认穿刺针未入血管。

（2）颈深丛：①传统三点法：使用22G穿刺针垂直皮肤进针，1.5~3cm可触及横突或引出异感，回抽无血或脑脊液后注入3~5mL局部麻醉药。②改良一点法：使用22G穿刺针垂直皮肤进针，针尖触及颈4横突，回抽无血或脑脊液后注入10~15mL局部麻醉药，如超过2cm仍未触及或有手感异常，调整穿刺方向或使用超声引导或放弃颈深丛阻滞。禁止同时双侧颈深丛阻滞。

7. 超声引导：采用高频线阵探头，探头横切胸锁乳突肌后缘开始扫描。

（1）颈浅丛：胸锁乳突肌后缘中点处上下扫描，调整角度，可见走行于胸锁乳突肌表面的耳大神经，胸锁乳突肌后缘下层的神经丛。采用平面内技术进针，回抽无血后注射局部麻醉药约1mL，观察到药物自由扩散至神经丛，患者无不适主诉后，继续注入2~4mL。

（2）颈深丛：超声定位颈4横突。辨认颈4发出的神经根，平面内进针到达颈4横突后，回抽无血或脑脊液后注射局部麻醉药约1mL，观察药物自由扩散，患者无不适主诉后，继续注射2~4mL。

（三）操作后处理

1. 操作完毕后拔出穿刺针，按压、消毒穿刺点，覆盖无菌纱布保护，观察患者10~15分钟。

2. 协助患者恢复仰卧位，操作完成后，严密观察患者生命体征变化，观察患者神志和精神反应，注意并发症，如气胸、局部麻醉药中毒等。

3. 妥善处理操作物品，注意分类处理操作利器和普通废物废料，丢弃到相应位置。

4. 5~10分钟后开始观察效果。

5. 严格执行无菌操作，操作时态度认真严谨，沟通时有礼貌，注意人文关怀。

五、颈丛神经阻滞并发症及其处理

1. 药液误入硬膜外间隙或蛛网膜下腔：行颈深丛阻滞时进针方向指向椎间孔，进针过深，可能导致局部麻醉药进入椎管内引起高位硬膜外麻醉甚至全脊髓麻醉。预防措施在于避免进针过深以及给予试验剂量。

2. 局部麻醉药毒性反应：主要原因是穿刺针误入颈动脉或椎动脉未及时发现，或局部麻醉药吸收过快。因此穿刺针进针切勿过深，严格进行回抽试验，回抽及给药时牢固固定针尖，避免局部麻醉药用量过大。

3. 膈神经麻痹：膈神经由颈3～5构成，走行于椎前筋膜深面，行颈深丛阻滞时常累及膈神经。呼吸储备较好者单侧膈神经麻痹可无明显呼吸困难或脉搏氧饱和度降低，双侧膈神经麻痹者需进行人工辅助通气或机械通气。应禁用双侧颈深丛阻滞。

4. 喉返神经麻痹：局部麻醉药液扩散阻滞喉返神经，患者出现声音嘶哑或失声，严重者有可能出现呼吸困难。

5. 霍纳综合征（horner syndrome）：颈交感干位于颈动脉后方，通常由颈上神经节、颈中神经节、颈下神经节（星状神经节或颈胸神经节）构成，颈交感干的任何部位被阻滞或损伤均会导致霍纳综合征，表现为患侧眼裂变小、瞳孔缩小、眼结膜充血、鼻塞、面微红及无汗等。通常症状可在短期内自行缓解。

6. 邻近血管损伤引起出血、血肿。

第2节　臂丛神经阻滞技术

一、臂丛神经相关基础知识

（一）臂丛神经解剖

臂丛神经通常由C5～8和T1脊神经前支构成，有时也会接受来自C4和T2的纤维。构成臂丛的脊神经前支出椎间孔后在锁骨上方前斜角肌和中斜角肌之间构成3个干（通常C5、C6构成上干，C7构成中干，C8、T1构成下干），在第一肋外缘每个神经干分成前后2股，并在锁骨中段后方进入腋窝，上干和中干的前股合成外侧束，下干前股成为内侧束，3个干的后股合成后束，3个束围绕腋动脉分布。在胸小肌外缘处3个束发出神经终支支配上肢，外侧束发出肌皮神经和正中神经外根，后束发出腋神经和桡神经，内侧束发出臂内侧皮神经、前臂内侧皮神经、正中神经内根和尺神经，正中神经外根和内根合成正中神经。除了这些神经终支，臂丛神经在走行中还发出以下神经：C5发出肩胛背神经，C5～C7发出胸长神经，C5～C6发出锁骨下肌支，上干发出肩胛上神经，外侧束发出胸外侧神经，内侧束发出胸内侧神经，后束发出上肩胛下神经、胸背神经和下肩胛下神经。

（二）臂丛神经与邻近结构的关系

臂丛神经在不同水平处的位置以及与邻近结构的关系，是其定位技术以及相关不良反应的基础，会在后面各阻滞技术部分进行讨论。

二、臂丛神经阻滞适应证

臂丛神经阻滞常用于肩部及上肢手术，上肢骨折或关节脱位的闭合整复。

三、臂丛神经阻滞禁忌证

1. 患者拒绝。

2. 穿刺部位感染。

3. 严重凝血功能障碍。

4. 禁用双侧肌间沟阻滞以免发生双侧膈肌麻痹。

5. 存在血气胸等情况时应慎用肌间沟阻滞。

四、臂丛神经阻滞操作流程

（一）操作前准备

1. 与患者和家属沟通，核对姓名、性别、病案号等，确认有无药物（特别是局部麻醉药）过敏史，确认患者神志和精神状态正常，能够配合，同时嘱咐患者操作前注意事项。签署穿刺同意书，告知可能的并发症。

2. 操作前与外科医生仔细核对患者和手术范围；根据手术位置，决定阻滞入路（肌间沟、腋路还是联合应用）、是否辅助镇静以及是否采用联合全身麻醉方法。

3. 物品准备：消毒液、消毒器械、局部麻醉药（按体重配置好的相应浓度在安全剂量范围内的）、注射器、推荐使用的专用穿刺包、超声设备、急救药品。

4. 操作者正确戴口罩、帽子，手清洁消毒。

（二）操作过程

1. 体位：患者去枕仰卧，头偏向阻滞对侧。①肌间沟入路：手臂紧贴身体，手尽量下垂，显露患侧颈部。②腋路：患肢外展90°，屈肘90°，前臂外展呈敬礼状。③锁骨上入路：肩部垫一薄枕，头偏向对侧，患侧上肢贴于体侧。④锁骨下入路：体位同肌间沟阻滞。

2. 患者清醒时为缓解紧张感，可视具体病情使用适量镇静药物。再次确认病情、体征，检查穿刺部位周围有无感染。推荐消毒前进行超声扫描穿刺目标神经和穿刺点定位。

3. 穿刺点：

（1）肌间沟入路：患者抬头，在环状软骨水平找到胸锁乳突肌后缘，其下方的小肌腹为前斜角肌，再往外滑动可触及一凹陷处即为前、中斜角肌间沟，其外侧为中斜角肌。锁骨上约1cm处横向走行的肌肉为肩胛舌骨肌，其与前、中斜角肌构成三角形。该三角形靠近底边处为穿刺点。

（2）腋路：腋窝顶部扪及腋动脉波动最高点的上方为穿刺点。

（3）锁骨上入路：锁骨中点上方1～1.5cm为进针点。

（4）锁骨下入路：在锁骨下缘中点下方2cm处做一标记。肩关节外展后将C6横突与腋动脉搏动点做一连线有助于定位臂丛神经走行方向。

4. 消毒铺巾：用消毒液在穿刺点部位，自内向外进行常规皮肤消毒3遍，消毒范围以穿刺点为中心大于15cm。推荐使用穿刺包，检查穿刺包灭菌情况，打开穿刺包，戴无菌手套，检查穿刺包内器械（注意穿刺针是否通畅）。铺盖无菌洞巾。

5. 穿刺：

（1）肌间沟入路：使用22G穿刺针垂直刺入皮肤，以45°角向对侧足跟推进，直至患者主诉出现异感（触电样异感）或手指（手臂）肌肉抽动，提示穿刺针触及臂丛神经，停止进针，回抽无血及脑脊液后，缓慢推注预配好的局部麻醉药25～30mL，每注入5mL局部麻醉药间断回抽和询问患者，任何不适异常主诉发生时，立即停止注药。

（2）腋路：使用22G穿刺针沿腋动脉上方1cm向腋窝方向刺入，穿刺针与动脉成20°夹角，浸润局部麻醉后缓慢进针，有落空感时提示进入腋动脉血管神经鞘内，放开穿刺针后针尖可随动脉搏动，回抽无血后可缓慢推注预配好的局部麻醉药30mL，推注过程中反复回抽和询问患者，任何不适异常主诉发生时，立即停止注药。

（3）锁骨上入路：使用22G穿刺针经穿刺点刺入皮肤，针尖向尾侧、向后、略向内推进，进针1～2cm可引出异感，如果触及第1肋而无异感，可沿第1肋向前、向后寻找直到触及目标神经；如果寻找过程中触及锁骨下动脉，可将穿刺针退出后略向后外侧调整寻找神经。定位到目标神经后固定针头，回抽无血无气体，注入局部麻醉药20～30mL。

（4）锁骨下入路：使用22G穿刺针从标记点穿刺，进针方向朝向外侧，引出异感后注入20～30mL局部麻醉药。

6. 超声引导：

（1）肌间沟入路：采用高频线阵探头，以锁骨上窝为起点寻找前、中斜角肌之间臂丛神经，采用多普勒方法确认周边血管分布，采用平面内技术引导穿刺针进入肌间沟位置，回抽无血及脑脊液后，缓慢推注局部麻醉药15～20mL，观察局部麻醉药扩散情况微调穿刺针，使药液均匀分布于臂丛神经周围。

（2）腋路：采用高频线阵探头，在腋窝处探查神经，在腋动脉周围正确找到肌皮神经、正中神经、尺神经、桡神经，采用平面内或平面外技术引导穿刺针至目标神经，回抽无血后，缓慢推注局部麻醉药20～25mL。

（三）操作后处理

1. 操作完毕后拔出穿刺针，按压、消毒穿刺点，覆盖无菌纱布保护，观察患者10～15分钟。

2. 协助患者恢复仰卧位，操作完成后，严密观察患者生命体征变化和神志、精神反应，注意并发症，如气胸，局部麻醉药中毒等。

3. 妥善处理操作物品，注意分类处理操作利器和普通废物废料，丢弃到相应位置。

4. 5～10分钟后开始观察效果。

5. 严格执行无菌操作，操作时态度认真严谨，沟通时有礼貌，注意人文关怀。

五、臂丛神经阻滞并发症

1. 气胸：多发生于锁骨上和锁骨下阻滞，由于穿刺方向和（或）深度不合适，或者穿刺过程中患者咳嗽，胸膜和肺尖被刺破。当有气胸时，除双肺听诊及叩诊外，行胸部X线片或透视有助于明确诊断。根据气胸严重程度和发展情况不同，必要时可行胸腔闭式引流。

2. 出血及血肿：各阻滞方式均有可能损伤邻近血管引起出血，如穿刺过程中回抽有血，应局部压迫止血。锁骨上或肌间沟阻滞如果引起血肿，还可引起颈部压迫症状。

3. 局部麻醉药毒性反应：多因局部麻醉药用量大，误入血管，或吸收过快引起。

4. 膈神经麻痹：肌间沟阻滞和锁骨上阻滞可出现膈神经麻痹，导致胸闷、气短、呼吸困难，需要吸氧或辅助通气。

5. 声嘶：肌间沟阻滞和锁骨上阻滞时可能导致喉返神经麻痹，注药压力不要过大，药量不要过多，有助于减少此类并发症。

6. 高位硬膜外麻醉或全脊麻：肌间沟阻滞时进针过深，穿刺针太靠近中线，有时能穿入椎间孔、刺入硬膜套袖或膨出的脊膜而导致硬膜外麻醉或全脊麻。因此，进针时应指向横突，注意有无神经异感，回抽时有无脑脊液。一旦出现高位硬膜外麻醉或全脊麻，应尽早采取相应措施处理。

7. 霍纳综合征：多见于肌间沟阻滞（详见颈丛阻滞并发症部分）。

六、臂丛神经阻滞入路的优缺点及选择

（一）臂丛神经阻滞入路的优缺点

常用臂丛神经阻滞的方法有肌间沟入路阻滞、锁骨上阻滞、锁骨下阻滞和腋路阻滞。

1. 肌间沟入路阻滞

（1）肌间沟入路阻滞优点：

①易于掌握，对肥胖或不合作小儿也适用。②上臂、肩部及桡侧阻滞好。③高位阻滞不会引起气胸。

（2）肌间沟入路阻滞缺点：

①尺神经阻滞起效迟，有时需增加药量才可被阻滞。②有误入蛛网膜下腔或硬膜外间隙的危险。③有损伤椎动脉的可能。④不宜同时双侧阻滞，以免双侧膈神经或喉返神经被阻滞。

因此，在操作过程中应严格进行回抽试验，密切观察患者反应。

2. 腋路阻滞

腋路阻滞是最常用的阻滞方法之一。其优点为：在于操作位置较为表浅，便于定位及压迫止血；对呼吸功能无影响；无引起高位硬膜外及全脊麻的风险。其缺点为：需要患者肩关节外展，对上臂阻滞效果不佳等。

以下措施可更好地实施腋路阻滞：①此处神经血管束常有分隔，采用多点注药法有利于缩短起效时间。②通常在此水平，肌皮神经已离开神经血管束而穿入喙肱肌。③腋动脉为最重要的解剖标志，而在少数情况下腋动脉数量和位置也可能存在变异。④肋间臂神经走行于腋筋膜浅层，常与臂丛神经产生交通。

3. 锁骨上阻滞

此处臂丛神经3干分为6股，位于锁骨下动脉后外侧从第1肋表面滑过，神经相对集中，使用较小容量局部麻醉药可获得较完善的阻滞效果，且对患者上肢体位无特殊要求。

4. 锁骨下阻滞

越过肋锁间隙后，臂丛神经3束围绕腋动脉分布，位于胸大肌和胸小肌深面。此入路常能有效阻滞肌皮神经和腋神经，气胸的风险较低。

（二）臂丛神经阻滞入路的选择

上述几种臂丛神经阻滞范围因其解剖部位不同而异，此外神经来源、构成、走行、支配区的变异、局部麻醉药扩散情况和起效时间等因素，对最终阻滞效果也会产生影响。除了根据手术部位神经支配选择合适的阻滞技术外，还应设计合理的麻醉方案，对于神经阻滞不能满足所有手术需要（镇痛、术区制动、消除止血带痛等）的情况，应联合应用其他麻醉方式。

1. 肩部手术

肩部神经支配主要来自C3～C7来自颈丛C3～C4发出分支支配颈部和肩上部皮肤，

肩外侧皮肤由C5～C6分支支配，而腋窝周围皮肤由T2～T3肋间神经外侧皮支（肋间臂神经）支配，肩关节周围肌肉主要由C5～C6分支支配，关节囊大部分由C5～C7分支支配。因此，肩关节手术主要可采用颈丛阻滞加肌间沟阻滞，对于涉及腋窝周围区域切口的，还应阻滞T2～T3肋间神经外侧皮支。

2. 上臂及肘关节手术

此部位手术需阻滞C5～T1神经，选择锁骨下阻滞最为合适，也可根据切口范围联合应用肌间沟阻滞和腋路阻滞，或选择锁骨下阻滞。涉及上臂内侧近端至腋窝区域的，需要复合肋间臂神经阻滞或T2～T3肋间神经外侧皮支阻滞。

3. 前臂手术

此部位手术需要阻滞C5～T1神经，可选择锁骨下阻滞。腋路阻滞时肌皮神经可能阻滞不全，采用超声引导可以改善阻滞效果。

4. 腕关节及手部手术

由于存在不同来源神经之间的交通支或连接支，使得腕部及手部神经支配较为复杂，对阻滞技术要求较高。腋路阻滞有时出现拇指基底部阻滞效果不佳，原因在于此处由正中神经、桡神经、肌皮神经参与支配，因此该部位手术可选择其他阻滞技术，或采用超声引导以改善阻滞效果。

第3节　下肢神经阻滞技术

一、下肢神经阻滞相关基础知识

腰骶丛支配躯干的下部以及下肢，两者均由5支神经交汇形成，简而言之，以股神经为主的腰丛支配身体的前面，而以坐骨神经为主的骶丛支配身体的后面。根据手术位置及时长不同，可在不同位点选择不同神经进行阻滞。

（一）腰丛

通常情况下由L1～L4脊神经前支以及来自T12前支的一部分构成，有高节段脊神经（如T12前支的全部或T11）参与者为前置型，而有低节段脊神经（如S1）参与者为后置型。通常情况下L4为分叉神经，即一部分纤维加入腰丛，一部分纤维加入骶丛，有时L5为分叉神经，或有两支分叉神经（L3～L4或L4～L5），或无分叉神经。通常情况下腰丛的终末神经自头侧向尾侧依次为：

1. 腹下神经（T12～L1）：穿过腰大肌，沿腰方肌向外侧走行，于髂嵴上方进入腹横筋膜，在腹内斜肌与腹横肌之间朝向腹股沟韧带走行，分成前皮支和外侧皮支。前皮支走行至耻骨上区，穿过腹外斜肌支配耻骨上皮肤，外侧皮支支配大转子及臀部外侧、耻骨表面皮肤及阴囊（或阴唇）。

2. 髂腹股沟神经（L1）：在其下方与髂腹下神经毗邻走行，分成腹股沟支和腹壁支。腹股沟支支配股内侧、股上部及会阴部，在腹股沟管中，走行于精索外侧，至前环浅出。

3. 生殖股神经（L1～L2）：出腰大肌后，在腹主动脉分叉处分支成生殖支和股支。其中股支与股动脉伴行穿过腹股沟韧带下方提供大腿内侧一小块儿皮肤的感觉神经分布。生殖支穿过腹股沟管后，在女性分布于子宫圆韧带和大阴唇，在男性同精索伴行支配提睾肌并提供阴囊根部和大腿内侧的感觉神经支配。

4. 闭孔神经（L2～L4）：穿出腰大肌后，沿闭孔神经沟走行，自闭孔穿出。分为前支和后支，前支在短收肌前方、长收肌后方走行，支配耻骨肌、长收肌、股薄肌、短收肌及膝关节内侧；后支在短收肌后方、大收肌前方走行，支配闭孔外肌、大收肌、短收肌，其关节支支配髋、膝关节。约50%人群的闭孔神经不含感觉皮支，其运动纤维支配大腿内收。

5. 副闭孔神经：约10%人群存在，其走行与闭孔神经类似，这类人群中，闭孔肌、耻骨肌及膝关节由副闭孔神经支配。

6. 股外侧皮神经（L2～L3）：自腰大肌外侧缘向髂肌走行，在髂前上棘旁腹股沟韧带下方穿出。是单一的感觉神经，支配大腿前外侧皮肤。

7. 股神经（L2～L4）：是腰丛最大的神经。沿腰大肌外侧走行，沿髂腰肌沟下行，经腹股沟韧带下方进入股部。此时，分为前、后2股主要分支。前股又分为前皮支和缝匠肌支，支配耻骨肌、缝匠肌及大腿前面的皮肤，运动功能为股前内侧肌肉的收缩。后股分为运动肌支和感觉（隐神经）神经，以及支配部分髋、膝关节的关节支。肌支支配股四头肌、股内侧肌、股中间肌及股外侧肌；隐神经始终与股血管伴行，至膝动脉水平，位于大隐静脉内侧，逐渐浅行，支配小腿内侧及踝关节内侧。后股运动功能为伸膝和收缩髌骨。

（二）骶丛

由L4～L5的前支及S1～S3脊神经构成，位于骨盆后壁，沿骨盆后部走行，并由梨状肌最低点的坐骨大切迹穿出。骶丛支配下背部、部分骨盆、会阴部、股后部、大腿后部及整个足部运动和感觉。骶丛的终末支为：

1. 臀上神经（L4～L5，S1）：骶丛中唯一从梨状肌上方穿出的神经，向上走行，支配臀中肌、臀小肌及阔筋膜张肌。

2. 臀下神经（L5，S1～S2）：在梨状肌下方的坐骨大切迹处分出，走行与股后皮神经的内侧，支配臀大肌。

3. 支配股方肌及下孖肌的神经（L5，S1～S2）：与坐骨神经一起自梨状肌下方出骨盆，进入所支配肌肉的前表面。此外，还发出一支支配髋关节的关节支。

4. 股后皮神经（S1～S3）：在臀部与坐骨神经伴行，支配股后侧至腘窝皮肤。

5. 坐骨神经（L4～S3）：骶丛最主要的终末神经，是全身最粗大的一支。在坐骨切迹，坐骨神经与股后皮神经和臀下血管毗邻，离开坐骨切迹后，其位于梨状肌下方，在臀大肌之下走行，出骨盆后，沿股后方向下走行。在腘窝后区，自腘窝皱褶4～12cm处，分支为胫神经及腓总神经。

6. 胫神经（L4～S3）：胫神经是坐骨神经两分支中较大者，在腓肠肌长短头间走行至小腿下部，向深处走行于胫骨和比目鱼肌腓骨头之间，到达后间隔，继续下行经内踝后侧至足部，与胫后动脉伴行。沿途发出分支形成腓肠内侧皮神经，与腓总神经发出的腓肠外侧皮神经汇合形成腓肠神经。胫神经及其分支支配小腿后侧、背外侧及足底皮肤感觉，参与小腿及足底诸肌运动。

7. 腓总神经（L4～S2）：与股二头肌肌腱伴行，经腓骨头后方分为腓浅神经和腓深神经。腓浅神经支配腓骨长、短肌，发出腓肠外侧皮神经支配小腿外侧皮肤。腓深神经走行至小腿前部，发出肌支支配胫骨前、趾长伸肌和长伸肌。腓浅神经终末支支配小腿外前侧及足背皮肤，腓深神经终末支支配第1趾、第2趾相对缘的皮肤感觉。

二、下肢神经阻滞适应证

1. 单独应用下肢神经阻滞：对于需要使用大腿根部止血带的手术而言，通常需要进行近端阻滞，如腰丛阻滞联合坐骨神经阻滞（经臀入路）。对于不需要使用止血带的手术或者足踝部位短小手术，则可以根据手术部位选择进行远端阻滞，如腘窝坐骨神经阻滞。

2. 联合其他麻醉方式：对于无法完全控制手术区疼痛和止血带痛的情况下，将下肢神经阻滞联合其他麻醉方式应用，也可以提供较好的围术期镇痛，减少阿片类药物用量和相关不良反应。例如，对于髋关节手术常选择腰丛阻滞，股骨手术或大腿取皮可以选择股神经阻滞或髂筋膜间隙阻滞，膝关节手术可以选择股神经阻滞+闭孔神经阻滞+坐骨神经阻滞等。此外，对于下肢骨折患者实施椎管内麻醉前应用下肢神经阻滞技术镇痛，也能减轻患者痛苦，方便摆放体位和实施操作。对于膀胱侧壁肿物行电切术时，联合闭孔神经阻滞可减少因电刺激引起的大腿内收肌群收缩，从而降低膀胱穿孔等风险。

三、下肢神经阻滞禁忌证

1. 患者拒绝。

2. 穿刺部位有感染。

3. 存在周围神经病变。

4. 有凝血功能障碍。

5. 对局部麻醉药过敏。

6. 穿刺部位有肿瘤。

7. 有严重畸形的患者等，都需要慎重考虑。

四、下肢神经阻滞操作流程

（一）腰丛阻滞

1. 解剖

腰丛出椎间孔后位于腰大肌后内方的筋膜间隙中，腰大肌间隙前壁为腰大肌，后壁为第1~5腰椎横突、横突间肌与横突间韧带，外侧为起自腰椎横突上的腰大肌纤维及腰方肌，内侧是第1~5腰椎体、椎间盘外侧面肌起自此面的腰大肌纤维。腰大肌间隙上界平第12肋，向下沿腰骶干至骨盆的骶前间隙。其中有腰动静脉、腰神经前支及由其组成的腰丛。将局部麻醉药注入腰大肌间隙以阻滞腰丛，称为腰大肌间隙（或后路）腰丛阻滞。

2. 操作前准备

（1）与患者和家属沟通，核对姓名、性别、病案号等，确认有无药物（特别是局部麻醉药）过敏史，确认患者神志和精神状态正常，能够配合，同时嘱咐患者操作前注意事项。签署穿刺同意书，告知可能的并发症。

（2）操作前与外科医生仔细核对患者和手术范围；根据手术位置，决定神经阻滞范围、是否辅助镇静以及是否采用复合全身麻醉方法。

（3）物品准备：消毒液、消毒器械、局部麻醉药（按体重配置好的相应浓度，在安全剂量范围内的）、注射器、推荐使用的专用穿刺包、超声设备、急救药品。

（4）操作者正确戴口罩、帽子，手清洁消毒。

3. 操作过程

（1）定位：腰大肌间隙腰丛阻滞入路较多，此处仅列出其中一种。患者侧卧位，手术侧在上。依次标记双侧髂嵴连线（相当于L4棘突）和后正中线，两线交点旁开4cm为穿刺点。

（2）超声引导：腰丛位于腰大肌间隙内，其位置较深。使用超声直视定位得到的图像质量往往较差，这大大限制了超声在此项阻滞技术中的广泛应用。

（3）操作：常规消毒皮肤，穿刺针垂直皮肤刺入，触及L4横突后将针尖滑过L4横突上缘或下缘。再前进约0.5cm后有明显落空感后，表明针尖已进入腰大肌间隙，或使用神经刺激器。

4. 操作后处理

（1）操作完毕后拔出穿刺针，按压、消毒穿刺点，覆盖无菌纱布保护，观察患者10～15分钟。

（2）协助患者恢复仰卧位，操作完成后，严密观察患者生命体征变化和神志、精神反应，注意并发症，如局部麻醉药中毒等。

（3）妥善处理操作物品，注意分类处理操作利器和普通废物、废料，丢弃到相应位置。

（4）5～10分钟后开始观察效果。

（5）严格执行无菌操作，操作时态度认真严谨，沟通时有礼貌，注意人文关怀。

5. 适应证

适用于单次下肢手术的术中麻醉和镇痛，需要联合坐骨神经阻滞。

6. 不良反应

腰丛是应用很广的高级区域阻滞技术，除其他外周神经阻滞常见并发症外，还有一些特殊并发症。熟悉周围重要结构及常见解剖变异，严格进行回抽试验，给药前先给予试验剂量等有助于减少这些不良反应。

（1）硬膜外/双侧扩散：穿刺针过于偏向中线，或局部麻醉药进入椎间孔可导致硬膜外扩散而出现双侧阻滞。

（2）蛛网膜下腔内注药及全脊麻：穿刺针过于偏向内侧，刺入硬膜套袖或脊膜囊肿，可能导致蛛网膜下腔阻滞或全脊麻。

（3）腹膜后血肿：腹主动脉和下腔静脉位于腰大肌前内侧，进针偏向内侧且进针过深可能造成损伤导致腹膜后血肿。

（4）单侧/双侧交感链损伤：交感链位于腰大肌前内侧椎体旁，进针过于偏内且进针过深可能导致交感链损伤。

（5）肾损伤：通常情况肾位于腰大肌前外侧，肾下极位于L2～L3间隙，如遇到低位肾，或者穿刺针过于偏外且进针过深，可造成肾损伤。

（二）股神经阻滞

1. 解剖

股神经是腰丛最大的分支，由L2、L3、L4脊神经前支在腰大肌内汇聚而成，向外后方下行穿过骨盆，在腹股沟韧带中点，自其下方进入股三角，与股动脉伴行，位于髂筋膜深层，髂腰肌浅层。股神经分为前、后两支。前支支配缝匠肌和大腿前侧皮肤。后支支配股四头肌和膝关节，其最长终支隐神经支配小腿内侧至内踝的皮肤。

2. 操作前准备

（1）与患者和家属沟通，核对姓名、性别、病案号等，确认有无药物（特别是局部麻醉药）过敏史，确认患者神志和精神状态正常，能够配合，同时嘱咐患者操作前注意事项。签署穿刺同意书，告知可能的并发症。

（2）操作前与外科医生仔细核对患者和手术范围。根据手术位置，决定神经阻滞范围、是否辅助镇静以及是否采用复合全身麻醉方法。

（3）物品准备：消毒液、消毒器械、局部麻醉药（按体重配置好的相应浓度在安全剂量范围内）、注射器、推荐使用的专用穿刺包、超声设备、急救药品。

（4）操作者正确戴口罩、帽子，手清洁消毒。

3. 操作过程

（1）定位：嘱患者仰卧，于腹股沟韧带下方扪及股动脉搏动，在其搏动点外侧约1cm相当于耻骨联合顶点水平做一标记。

（2）超声引导：将低频凸阵探头（4~7MHz）置于腹股沟褶皱处，超声探头垂直于大腿长轴。显示屏上可清晰地看到股静脉、股动脉和股神经依次从大腿内侧向外侧排列。在腹股沟水平，股静脉呈三角形的高回声结构，中心为蜂窝状。常规皮肤消毒和局部浸润麻醉后，使用50mm阻滞针，采用平面内或平面外技术进针至股神经，回抽注射器确认无血后，远端加压缓慢注射30~40mL局部麻醉药。

（3）操作：在上述标记点垂直皮肤进针，穿过阔筋膜和髂筋膜时出现2次突破感，回抽无血后注入局部麻醉药，单独阻滞股神经时常用15~20mL局部麻醉药。

4. 操作后处理

（1）操作完毕后拔出穿刺针，按压、消毒穿刺点，覆盖无菌纱布保护，观察患者10~15分钟。

（2）协助患者恢复仰卧位，操作完成后，严密观察患者生命体征变化和神志、精神反应，注意并发症，如局部麻醉药中毒等。

（3）妥善处理操作物品，注意分类处理操作利器和普通废物废料，丢弃到相应位置。

（4）5～10分钟后开始观察效果。

（5）严格执行无菌操作，操作时态度认真严谨，沟通时有礼貌，注意人文关怀。

5. 适应证

（1）股前和小腿内侧皮肤的知觉障碍或异常。

（2）耻肌、股四头肌、缝匠肌及内收肌群部位的疼痛痉挛、萎缩、麻痹等征象。

（3）膝关节中重度疼痛性疾患。

（4）如同时阻滞坐骨神经可用于膝关节、小腿手术的麻醉和术后镇痛。

（5）小儿股骨干骨折复位。

（6）小儿术后疼痛。

6. 禁忌证

（1）患者不配合。

（2）注射部位皮肤、软组织有感染性疾病者。

（3）注射同侧伴有股疝者。

（4）有出血倾向者。

（三）闭孔神经阻滞

1. 解剖

闭孔神经来源于L2～L4脊神经前支，离开骨盆后经过闭孔到达大腿。闭孔神经分为前、后2支，前支走行于长内收肌与短内收肌之间，后支走行于短内收肌与大内收肌之间。闭孔神经支配内收肌、髋关节和膝关节，其前支常汇入缝匠肌下丛，有时无皮肤支配区。

2. 操作前准备

（1）与患者和家属沟通，核对姓名、性别、病案号等，确认有无药物（特别是局部麻醉药）过敏史，确认患者神志和精神状态正常，能够配合，同时嘱咐患者操作前注意事项。签署穿刺同意书，告知可能的并发症。

（2）操作前与外科医生仔细核对患者和手术范围；根据手术位置，决定神经阻滞范围、是否辅助镇静以及是否采用复合全身麻醉方法。

（3）物品准备：消毒液、消毒器械、按体重配置好的相应浓度安全剂量范围内的局部麻醉药、注射器、推荐使用专用穿刺包、超声设备、急救药品。

（4）操作者正确戴口罩、帽子，手清洁消毒。

3. 操作过程

（1）定位：嘱患者仰卧位，大腿外展外旋，耻骨结节下1.5cm和外侧1.5cm处为穿刺点。

（2）超声引导：将高频凸阵探头（7～14MHz）置于腹股沟褶皱处，超声探头垂直于大腿长轴。显示屏上可清晰地看到股静脉、股动脉和股神经依次从大腿内侧向外侧排列。常规皮肤消毒和局部浸润麻醉后，使用50mm阻滞针，采用平面内或平面外技术进针至长收肌与股静脉之间，回抽注射器确认无血后，远端加压缓慢注射30～40mL局部麻醉药。

（3）操作：从上述穿刺点垂直刺入，缓慢进针直至触及骨质，为耻骨下支，轻微调节穿刺针方向使针尖向外向尾侧行进，滑过耻骨下支边缘进入闭孔或其附近，继续进针2～3cm即达目标，回吸无血后，可注入10mL局部麻醉药。如果采用神经刺激器引导，以引出大腿内收肌群收缩作为定位。

4. 操作后处理

（1）操作完毕后拔出穿刺针，按压、消毒穿刺点，覆盖无菌纱布保护，观察患者10～15分钟。

（2）协助患者恢复仰卧位，操作完成后，严密观察患者生命体征变化和神志、精神反应，注意并发症，如穿破血管、血肿、局部麻醉药中毒等。

（3）妥善处理操作物品，注意分类处理操作利器和普通废物、废料，丢弃到相应位置。

（4）5～10分钟后开始观察效果。

（5）严格执行无菌操作，操作时态度认真严谨，沟通时有礼貌，注意人文关怀。

5. 适应证

（1）髋关节疼痛：尤其是骨关节炎引起的难治髋关节疼痛。

（2）内收肌痉挛和疼痛：闭孔神经阻滞术具有诊断和治疗意义。

（3）经尿道膀胱肿瘤电切术：阻断闭孔神经反射。

6. 禁忌证

无特殊，穿刺部位感染和患者拒绝通常被认为是该阻滞技术的禁忌证。

五、坐骨神经阻滞

1. 解剖

坐骨神经起始于L4～L5、S1～S3脊神经前支，它主要由胫神经（L4～S3前股）和腓总神经（L4～S2后股）组成。坐骨神经两条分支被共同的结缔组织鞘紧密包绕，由坐骨大孔出盆腔，进入臀部，其表面被梨状肌覆盖，沿股骨大转子和坐骨结节形成的坐骨神经沟继续向远端走行。成人坐骨神经在臀部走行位置距离中线约10cm，且不受性别和体型影响。

2. 操作前准备

（1）与患者和家属沟通，核对姓名、性别、病案号等，确认有无药物（特别是局部麻醉药）过敏史，确认患者神志和精神状态正常，能够配合，同时嘱咐患者操作前注意事项。签署穿刺同意书，告知可能的并发症。

（2）操作前与外科医生仔细核对患者和手术范围。根据手术位置，决定神经阻滞范围、是否辅助镇静以及是否采用复合全身麻醉方法。

（3）物品准备：消毒液、消毒器械、局部麻醉药（按体重配置好的相应浓度安全剂量范围内）、注射器、推荐使用的专用穿刺包、超声设备、急救药品。

（4）操作者正确戴口罩、帽子，手清洁消毒。

3. 操作过程

（1）传统后入路（经臀）操作流程

①定位：患者取Sims体位（侧卧位，阻滞侧在上，屈髋，屈膝），由股骨大粗隆至髂后上棘作一连线，连线中点作一垂线。该垂线向尾侧4～5cm处作为穿刺点，或该垂线与股骨大粗隆至骶管裂孔连线交点作为穿刺点。

②超声引导：将低频凸阵探头（4～7MHz）垂直于大腿长轴，从大腿近端的后面向臀肌远端移行。以坐骨结节和股骨大转子作为解剖骨性标志（明亮的高回声结构）。坐骨神经位于两者之间，呈扁平状结构。常规皮肤消毒和局部浸润麻醉后，使用100mm阻滞针，采用平面内或平面外技术进针至股神经。回抽注射器确认无血后远端加压缓慢注射20mL局部麻醉药。

③操作：以10cm穿刺针在上述穿刺点垂直皮肤进针直至引出异感，或者以神经刺激器引出坐骨神经支配肌肉收缩（通常寻找腓肠肌收缩，足背伸运动），注入20mL局部麻醉药。

（2）前路操作流程

优点在于不需要改变患者体位，适用于下肢骨折的患者，缺点是阻滞水平较低，且穿刺深度较深。

①定位：患者仰卧位，阻滞侧大腿外旋、屈膝，小腿外旋。将髂前上棘与耻骨结节作一连线（称为上线），并将其三等分，然后经股骨大转子作平行线（称为下线）。由上线中内1/3交界处作一垂直线，该垂线与下线的交点即为穿刺点。

②操作：在上述穿刺点垂直进针直至触及股骨，调整进针方向略向内侧以越过股骨，继续进针2～3cm引出异感或采用神经刺激器定位。

（3）腘窝阻滞操作流程

①定位：患者俯卧，膝关节屈曲，暴露腘窝边界，其下届为腘窝皱褶，外界为股二头肌长头，内侧为重叠的半膜肌腱和半腱肌腱。

②操作：在腘窝皱褶上7cm处作一水平线连接股二头肌腱及半腱肌肌腱，此连线中

点即为穿刺点，穿刺针与皮肤成45°～60°角刺入，使用神经刺激器或超声定位。穿刺针可选择50～80mm长度，局部麻醉药量约为30mL。

4. 操作后处理

（1）操作完毕后拔出穿刺针，按压、消毒穿刺点，覆盖无菌纱布保护，观察患者10～15分钟。

（2）协助患者恢复仰卧位，操作完成后，严密观察患者生命体征变化和神志、精神反应，注意并发症，如穿破血管、血肿、局部麻醉药中毒等。

（3）妥善处理操作物品，注意分类处理操作利器和普通废物、废料，丢弃到相应位置。

（4）5～10分钟后开始观察效果。

（5）严格执行无菌操作，操作时态度认真严谨，沟通时有礼貌，注意人文关怀。

5. 适应证

（1）膝关节、踝关节、胫骨、足部等外科术前麻醉（尤其是老年患者不能耐受全身麻醉，或老年患者全身麻醉药减量+神经阻滞）。

（2）坐骨神经+股神经联合阻滞几乎适合下肢所有手术的术前麻醉、术后镇痛。

（3）急、慢性坐骨神经痛患者。

（4）单次阻滞镇痛效果欠佳者，可置管给药持续镇痛等。

6. 禁忌证

（1）未明确诊断者忌行神经阻滞以免掩盖病情。

（2）不合作者。

（3）注射部位皮肤或深部有感染、炎性病灶或全身感染者禁用。

（4）有出血倾向者。

（5）严重心肺功能不全者。

（6）局部麻醉药过敏者。

第4节　其他常用神经阻滞技术

一、椎旁间隙阻滞

（一）相关基础知识

椎旁间隙是邻近椎体的楔形解剖腔室。该间隙的前壁为壁层胸膜，后壁为肋横突上韧带（胸段水平），内侧壁为椎体、椎间盘及椎间孔，上下边界为肋骨头。此间隙内，神经根从椎间孔穿出分为背侧支和腹侧支。腹侧支的交感纤维通过该间隙内的节前白质交通支和节后灰质交通支进入交感干。在此间隙内注入局部麻醉药，能产生单侧运动、感觉和交感神经阻滞。

（二）操作前准备

1. 与患者和家属沟通，核对姓名、性别、病案号等，确认有无药物（特别是局部麻醉药）过敏史，确认患者神志和精神状态正常，能够配合，同时嘱咐患者操作前注意事项。签署穿刺同意书，告知可能的并发症。

2. 操作前与外科医生仔细核对患者和手术范围。根据手术位置，决定神经阻滞范围、是否辅助镇静以及是否采用复合全身麻醉方法。

3. 物品准备：消毒液、消毒器械、局部麻醉药（按体重配置好的相应浓度在安全剂量范围内）、注射器、推荐使用的专用穿刺包、超声设备、急救药品。

4. 操作者正确戴口罩、帽子，手清洁消毒。

（三）操作过程

1. 定位：标记需阻滞神经根上一椎体棘突，在此棘突上缘旁开3cm做皮丘。

2. 操作：以100mm 22G穿刺针经皮丘垂直刺向肋骨或横突，待针尖遇到骨质后，将针干向头侧倾斜45°，即向内向下推进。可将带空气注射器接于针尾，如果有阻力消失感，则表明已突破韧带进入椎旁间隙。回抽无血，液体及气体即可注入局部麻醉药5～8mL。

（四）操作后处理

1. 操作完毕后拔出穿刺针，按压、消毒穿刺点，覆盖无菌纱布保护，观察患者10～15分钟。

2. 协助患者恢复仰卧位，操作完成后，严密观察患者生命体征变化和神志、精神反应，注意并发症，如穿破血管、血肿、气胸、局部麻醉药中毒等。

3. 妥善处理操作物品，注意分类处理操作利器和普通废物、废料，丢弃到相应位置。

4. 5～10分钟后开始观察效果。

5. 严格执行无菌操作，操作时态度认真严谨，沟通时有礼貌，注意人文关怀。

（五）适应证

胸椎旁阻滞常常用于治疗肋间神经性疼痛、肋骨骨折、带状疱疹、胸部外伤疼痛等，也可以用来通过阻滞交感神经治疗缓解心绞痛，以及伴有内脏神经痛症状的交感神经痛和胸椎疼痛等症状，也可以为多种躯体手术提供麻醉或围术期镇痛，如乳腺手术、胸壁手术、腹腔手术等。

（六）禁忌证

1. 胸腔感染。

2. 穿刺部位皮肤、软组织有感染性疾病，或者有肿瘤。

3. 有严重出血倾向的患者。

4. 局部麻醉药过敏。

5. 穿刺部位解剖位置不清或异常、体表标识不明等。

二、髂筋膜阻滞

（一）相关知识

髂筋膜起自髂嵴的上外侧，向内与脊柱和骶骨上部相连，覆盖着髂肌、腰大肌，并与覆盖腰方肌的筋膜内侧混合。在腹股沟部位，髂筋膜被阔筋膜覆盖，并与腹股沟韧带后缘相连，向内走行于股动脉鞘后方。髂筋膜间隙是髂筋膜和髂腰肌外膜之间的潜在脂肪间隙，呈三角形，其前方是髂筋膜，后方是骨盆髂肌，外侧在腹股沟区与缝匠肌筋膜相连，内侧与耻骨肌相连；向上于约L5水平与腹膜外间隙前内侧相通，并通过股神经（femoral nerve，FN）出口与阔筋膜下的脂肪间隙相通。髂筋膜间隙内仅包含FN和股外侧皮神经（lateral femoral cutaneous nerve，LFCN），但不包括闭孔神经和生殖股神经。

（二）适应证

大腿前部和膝关节手术，髋关节、膝关节手术术后镇痛。

（三）操作流程

超声引导腹股沟韧带下入路：

（1）定位：患者取仰卧位，使用高频探头，将探头放置于腹股沟皮肤皱褶部位。

（2）操作：取22G穿刺针在超声引导下经穿刺点刺入，与皮肤成45°角，回抽无血和液体，注入试验剂量3分钟后，患者无不适，然后注入5～10mL局部麻醉药。

（四）并发症

主要并发症包括血肿、神经麻痹、局部麻醉药全身毒性、腹腔内容物穿孔、膀胱穿孔等。

三、腰交感神经节阻滞

（一）相关基础知识

交感神经链及交感神经节位于椎体前外侧缘。其中，第2交感神经节较固定，位于第2腰椎水平，只要在L2水平注入少量局部麻醉药即可阻滞支配下肢的所有交感神经节。

（二）适应证

可用于治疗下肢、盆腔或下腹部恶性肿瘤引起的疼痛。

（三）操作流程

1. 直入法操作流程

（1）定位：患者俯卧，腹部垫枕，使腰部稍隆起，扪及L2棘突上、下缘，由其中点作一水平线，中点旁开5cm即为穿刺点，一般位于第2、第3腰椎横突。

（2）操作：取100～115mm 22G穿刺针由上述穿刺点刺入，与皮肤成45°角，直到触及横突，记录进针深度。然后退针至皮下，调整方向，使穿刺针更垂直于皮肤刺入，方向稍偏内侧，直至触及椎体。此时调整方向，使针稍向外刺入至出现滑过椎体并向前方深入感，即可停止进针。回抽无血和液体，注入试验剂量3分钟后，足部皮温升高约3℃，然后注入5～10mL局部麻醉药。

2. 侧入法操作流程

取150mm 22G穿刺针由L2棘突中点旁开10cm朝向椎体刺入，触及骨质后，调整方向，稍向外刺入，直至出现滑过椎体而向前方深入感，即可停针。用药方法同上。

（四）并发症

感染、脊髓损伤、肾脏损伤、低血压、截瘫、血管内注药或腰大肌坏死等。

四、腹腔神经节阻滞

（一）相关基础知识

自T5～T12交感神经节发出的节前纤维沿各自椎体外侧缘下行，分别组成内脏大神经、内脏小神经，各自下行至第12胸椎水平，穿膈肌入腹腔形成腹腔神经节。

（二）适应证

适用于缓解其支配的任何脏器疼痛，包括：胰腺、肝脏、胆囊、网膜、肠系膜及消化道。尤其适用于缓解上腹部癌痛，并可增加胃动力，改善患者生存质量。

（三）操作流程

1. 定位：扪及第1腰椎及第12胸椎棘突做标记，触及第12肋，在其下缘距正中线7cm处为穿刺点。

2. 操作：取150mm 22G穿刺针自该点刺入，针尖朝向第12胸椎下方标记点，即穿刺点与标记点连线方向，与皮肤成45°角，缓慢进针。遇到骨质后，记下进针深度，退针至皮下，改变针与皮肤角度，由45°增大到60°，再次缓慢进针。如果已达前次穿刺深度，继续进针1.5～2.0cm，滑过第1腰椎椎体到达椎体前方，回抽无血即可注入试验剂量。如果无腰麻症状出现即可注入20～25mL局部麻醉药。由于穿刺部位较深，最好在X线透视或超声引导下穿刺。阻滞完成后，容易出现血压下降，应作血压监测并及时处理。

（四）并发症

最常见并发症为穿刺导致的背痛，多为自限性，部分患者需药物治疗。操作时进针应轻柔，减少进针次数、充分局部麻醉来减轻症状。此外，还可能出现低血压、神经异感、血管内注药、肌肉内注药、神经损伤、腹泻、肾脏损伤、血栓形成或栓塞、气胸等。

参考文献

[1]　邓小明, 姚尚龙, 于布为, 等. 现代麻醉学[M]. 第5版. 北京: 人民卫生出版社, 2020.

[2]　姜保国, 陈红. 中国医学生临床技能操作指南[M]. 第3版. 北京: 人民卫生出版社, 2020.

[3]　丁文龙, 刘学政. 系统解剖学[M]. 第9版. 北京: 人民卫生出版社, 2108.

温超　张文亮　李静文　樊雅丹　高露滔

第8章　动脉穿刺置管测压技术

有创动脉压是临床麻醉和ICU中的重要监测指标。中国重症医学会为进一步优化危重症患者血压监测和调控，对于需要血管升压药的低血压患者或需要紧急干预的高血压紧急情况，于最新专家共识建议行有创动脉压监测以及采用分级评估发展与评价（Grading of recommendations assessment development and evaluation，GRADE）方法。目前，临床上通过传感器采用周围动脉内置管直接测压方法简便、效果确切，操作虽带有一定的创伤性，但并发症较少，如果注意操作技术，减少损伤和污染，对患者利多弊少。

第1节　相关基础知识

一、动脉穿刺置管途径选择

周围浅表动脉只要内径够大、可扪及搏动，均可供置管测压。可根据手术部位、术中患者体位、局部动脉通畅情况以及预计留置导管的时间等因素综合考虑选择适当的外周动脉。

原则上应选择即使由于置管引起局部动脉阻塞，其远端也不易发生缺血性损害的动脉。桡动脉因部位表浅、手部侧支循环比较丰富，被建议作为有创动脉压监测的首选部位。此外依次可选用股动脉、尺动脉、腋动脉、足背动脉。理论上肱动脉因缺少侧支循环，一旦阻塞易导致前臂和手部缺血坏死，但临床研究显示选择肱动脉穿刺测压，动脉阻塞或栓塞的发生率很低。此外，新生儿也可采用脐动脉或颞浅动脉。

（一）桡动脉

根据手术部位和体位的不同选择左侧或右侧。桡动脉位置浅表，相对固定，因此穿刺置管比较容易。桡动脉与尺动脉在掌部组成掌深弓和掌浅弓，形成平行的血流灌注。桡动脉置管后如果发生阻塞或栓塞，只要尺动脉平行循环良好，一般不会引起手部血流灌注障碍。因此，在做桡动脉置管前可测试尺动脉供血是否畅通。Allen试验常用于评估桡动脉置管是否安全，虽然简单但可靠。操作步骤如下：

1. 患者如果手部寒冷，应先将手浸入温水中，使动脉搏动更清楚，且便于察看手掌部的颜色。

2. 测试者用手指分别压迫尺、桡动脉，终止血流。嘱患者将手举过头部并做握拳、放松动作数次，然后紧紧握拳。

3. 放松对尺动脉压迫，但保持对桡动脉的压迫，嘱患者将手下垂，并自然伸开。

4. 观察手掌部颜色由苍白转红的时间。如果尺动脉畅通和掌浅弓完好，转红时间多在3秒左右，最长不超过6秒。如果颜色恢复延迟至7~15秒为可疑，说明尺动脉充盈延迟、不畅。当手部颜色在15秒以上仍未变红，说明尺动脉血供有障碍。

5. 测定桡动脉通畅情况可重复以上试验，用压迫尺动脉代替对桡动脉的压迫。

对于不能配合的患者（如幼儿、意识不清和全身麻醉后患者）可采用多普勒血流检测仪或手指体积描记图以判断手掌部的血流供应及平行循环供血情况。

（二）股动脉

股动脉是用于周围动脉穿刺测压中最大的动脉。股动脉位于腹股沟韧带中点的下方，外侧是股神经，内侧是股静脉。血管搏动清楚，穿刺成功率高。由于管径较粗，股动脉远端缺血的发生率远低于桡动脉。但容易形成假性动脉瘤和粥样斑块。另外，由于股动脉位于腹股沟，因此管理不方便，感染机会较大，不适于长时间保留导管。

（三）尺动脉

尺动脉位置较深，且走行中有更多弯曲，使得成功率较低。由于存在影响手部血供的危险，因此如果同侧桡动脉已经被穿刺而没有置管成功，尽量避免穿刺该侧尺动脉。

（四）腋动脉

腋窝部腋动脉远近之间有广泛的侧支循环，腋动脉结扎或血栓形成并不会引起远端肢体的血流障碍。一般在腋窝的最高点，摸清动脉搏动，直接经皮穿刺并不困难。腋动脉穿刺置管时应选择左侧，因导管尖端距离主动脉弓和其他大血管较远，发生脑栓塞的概率降低。腋动脉由腋神经丛包绕，穿刺引起的损伤或者血肿能够导致神经损伤。腋动脉的逆行冲洗可导致空气或血栓迅速进入中枢循环。

（五）足背动脉

是胫前动脉的延续，在拇长伸肌腱外侧向下平行至足背部皮下。足背动脉穿刺置管前要了解胫后动脉的血供情况，以免引起缺血性坏死。足背和胫后动脉距主动脉弓较远，因此波形失真最大。

（六）其他

新生儿抢救可经脐动脉或颞浅动脉穿刺置管。经颞浅动脉置管，即使形成血栓也不会有引起组织缺血的危险，且感染机会较少。但需在耳前做切口，显露动脉后穿刺常有困难。

二、动脉测压装置

目前，临床上多通过压力传感器监测有创动脉压力。该方法是通过传感器将机械性的压力波转变为在数量上与其一致的电信号，经放大由示波屏直接显示动脉压力波形和收缩压、舒张压及平均动脉压的数值，并可连续记录、储存，供分析研究。测压系统组成原理与测压计测压相仿，弹簧血压计则由传感器和压力测量仪代替，同时加用连续冲洗装置。

（一）传感器

传感器由隔膜和感应部分组成。当隔膜随压力波动后便带动感应部分，产生相应的电信号。感应部分可采用电阻、电感和电容等形式。目前多采用电阻式传感器。为保证测量过程的动态精确性，真实地描记出动脉压力波形和记录压力数值，传感器的性能极为重要。目前多采用一次性传感器，以提高传感器的精度及动态特性，测压范围为-50～300mmHg，且可耐受10000mmHg高压而不损坏。

（二）连接管道

为保证测压系统达到满意的稳定性、敏感性、线性和适当的频率效应，连接从动脉到传感器之间的管道的水力学传递特性非常重要，其可显著改变整个测压系统的效能。可归纳为阻尼和共振两方面。最理想的连接是用大口径、尽可能短的硬质导管，不通过三通开关直接与传感器相连可产生良好的频率效应，但这种连接法不方便采集血液标本，因此不适合临床应用。连接时，如管道过长，由于共振作用可使测得的收缩压较实际值高，而舒张压偏低；如管道系统内有气泡，不但抑制共振发生，且会对频率效应产生阻尼，导致收缩压偏低，舒张压升高，使压力波形完全失真。因此，目前多选用高频效应的传感器，连接管则采用内径为2.0～3.0mm、长约60cm的硬质管，长度最多不可超过120cm，并保证测压系统内无气泡。

（三）连续冲洗装置

连续冲洗可有效地防止血液凝固而阻塞导管。向含生理盐水的塑料输液袋外加压至300mmHg，经调节器调节滴速后连接自动冲洗装置，以1～3滴/分钟（或1～3mL/h）的速度连续冲洗管道。测压过程中发现压力波形减幅或失真时，按压快速冲洗杠杆（或牵拉橡皮活塞），可快速冲入1.5mL/s的冲洗液进行冲洗。虽然冲洗系统的压力可高达300mmHg，由于注速缓慢，与动脉导管尖端的压力相差不超过2%，因此不会影响测得的血压值。以往为防止连接管内出现凝血，冲洗液内常加入低浓度肝素（2～5U/mL）。研究发现，无肝素的冲洗液不会增加凝血的发生，而使用肝素增加了发生肝素引起血小板减少的风险，因此目前多采用无肝素的冲洗液。

三、有创动脉血压波形

（一）正常动脉血压波形

收缩期左心室射血进入体循环动脉，随后舒张期回流入心，从而形成体循环动脉压波形。收缩期波形出现在心电图R波之后，包括陡峭的压力上升支、峰值和随后的降段。动脉波形的下降支被重搏切迹所中断，并在舒张期心电图T波后继续下降，在舒张末期达到最低点。相反，越靠近外周动脉波形的重搏切迹通常轻微滞后、越钝，并且重搏切迹的形状越取决于动脉壁的特性。收缩期上升支始于R波开始后120～180ms，这个时间间隔反映了心室肌去极化、左心室等容收缩、主动脉瓣打开、左心室射血和脉压力波从主动脉传递至压力传感器所需的时间总和。

（二）异常动脉血压波形

不同动脉波形的形态特征可提供重要的诊断信息（表8-1）。主动脉狭窄造成射血的固定梗阻，导致每搏量降低和射血速率减慢。因此，波形的波幅小（细脉），收缩期上升支缓慢升高（滞脉），峰值延迟。有时可见一种明显的肩峰形态，也称为升支切迹，常常使上升支扭曲，有时可能无法辨认出重搏切迹。这些特征可使动脉压波形表现为过阻尼。

主动脉反流时，动脉压波形表现为急剧增高、脉压变宽和舒张压降低，这是由于舒张期血液分流入左心室和周围血管的缘故。动脉脉搏可能有2个收缩期峰值（双波脉），第一个波峰由前向射血所致，第二个波峰来源于外周血管的反射波。在肥厚型心肌病中，动脉波形呈现特异的双峰形态，呈尖峰圆顶形态。快速、收缩早期射血导致最初血压急剧升高后，在收缩中期由于左心室流出道梗阻阻碍射血，动脉压快速下降。然后紧接着第二个波峰，是收缩晚期周围血管的反射波引起的。

观察动脉波形随时间的变化同样是有价值的。交替脉表现为压力波形大小交替的形式，也随呼吸周期变化，通常与严重左心室收缩功能不全和主动脉狭窄有关。奇脉是平

表8-1　异常动脉血压波形

状况	特征
主动脉狭窄	细脉（脉压变窄），滞脉（上升支延迟）
主动脉反流	双波压（双峰值），脉压增宽
肥厚型心肌病	尖峰圆顶形（收缩中期梗阻）
收缩期左心室衰竭	交替脉（脉压幅度交替变化）
心脏压塞	奇脉（自主呼吸时收缩压过度降低）

静呼吸时动脉压的过度变化（＞10～12mmHg）。奇脉并非是真的反常，而是血压正常变异度随自主呼吸的扩大。奇脉常见于心脏压塞患者并且是一个相当重要的表现，但也可见于心包缩窄、严重气道梗阻、支气管痉挛、呼吸困难或其他涉及胸内压大幅度波动的情况。重要的是，发生心脏压塞时脉压和左心室每搏量在吸气时降低，而在胸内压大幅度变化时观察到的脉压是保持不变的。

第2节　动脉穿刺置管测压的适应证和禁忌证

一、动脉穿刺置管测压的适应证

1. 各类危重患者、循环功能不全、体外循环下心内直视手术、大血管外科、颅内手术、脏器移植等可能术中大失血的手术。

2. 严重低血压、休克和其他血流动力学不稳的疾病，或者无创血压难以监测者。

3. 术中血流动力学波动大，需大量或反复使用血管活性药物治疗，如嗜铬细胞瘤手术。

4. 严重高血压、创伤、心梗、心衰、多器官功能障碍综合征（MODS）。

5. 术中预计有大量失血或大量液体转移的患者。

6. 术中需要控制性降压、低温麻醉、血液稀释的患者。

7. 术中需要采用动脉压波形分析法或染料稀释法测量心输出量者。

8. 需要反复抽血动脉血气分析时。

9. 选择性造影，动脉插管化疗时。

二、动脉穿刺置管测压的禁忌证

1. 穿刺部位或其附近存在感染。

2. 凝血功能障碍：对已使用抗凝剂患者，最好选用浅表且处于肢体远端血管。

3. 患有血管疾病的患者，如脉管炎等。

4. 手术操作涉及同一部位：如心血管患者禁右侧置管，肾内科患者禁左侧置管。

5. Allen试验阳性者禁忌行桡动脉穿刺测压。

第3节 动脉穿刺置管测压的操作流程

一、动脉穿刺置管术操作方法

以桡动脉为例，分为经皮动脉穿刺置管和直视动脉穿刺置管2种方法。

（一）经皮动脉穿刺置管

经皮桡动脉穿刺成功率与动脉搏动强弱及技术熟练程度有关。成人常选用20G或22G套管针，长3.2～4.5cm。穿刺时患者仰卧，上肢外展于托手架上，腕部垫高使腕背伸，拇指保持外展。

1. 直接穿刺法

消毒铺巾并行穿刺点局部麻醉后，穿刺者用示指、中指与拇指持针，于腕横线桡骨茎突旁桡动脉搏动最清楚处进针，然后穿刺针沿桡动脉搏动行踪向着动脉进针，针干与皮肤成30°～45°角。当针尖抵达动脉表面时，用略带冲击的力量将针尖刺入动脉，此时有鲜红的血液喷射至针蒂，表明内针已进入动脉。再进针1～2mm，使外套管也进入动脉内，然后一手固定内针，另一手捻转并推进外套管，在无阻力的情况下将外套管送入动脉腔内。如果外套管推进遇有阻力，常提示外导管未进入动脉管腔。拔除内针，有搏动性血流自导管喷出，证实导管位置良好，即可连接测压装置。

2. 穿透法

如果穿刺时已有突破感，且有少量血液入针蒂，但血流不畅，此时穿刺针可能偏向一侧或已穿透动脉血管后壁。遇此情况可改用穿透法，即将穿刺针沿此方向进一步置入，拔除针芯，将外套管接注射器并缓慢退出，当见有血液喷出时，保持导管与血管方向一致，捻转推进导管。也可在拔退外套管过程中见到良好血液喷、滴出时，经套管内插入细导引钢丝，在导引钢丝引导下推进套管。如果均未成功则重新穿刺。目前市场上也有带导引钢丝的经皮外周动脉穿刺套件。穿刺时如果见有血液喷射至针蒂，即可将自带的导引钢丝送入动脉内，然后沿导引钢丝捻转推进外套管。

3. 超声引导法

当无法清楚触及桡动脉搏动时，采用上述盲法下穿刺的难度较大。而超声引导下穿刺可显著改善桡动脉置管的首次成功率，并能减轻患者的焦虑及不适，减少操作相关并发症。选择5～13MHz的超声探头评估血管，深度设置为2cm，确保探头左侧所处部位的显影在屏幕左侧。自腕部起，对前臂桡侧进行横向扫描，在桡骨茎突及桡侧腕屈肌之间确定桡动脉及伴随静脉。从腕部扫描至肘窝，注意观察是否存在动脉迂曲及钙化。宜选择动脉管径较粗、钙化程度最低的部位进行穿刺（优先选择近腕部、远肘部的位置穿刺）。消毒穿刺部位，准备无菌探头，调整探头使血管与周围组织对比更分明。

（1）横断面定位下置管（短轴平面外技术）

移动探头位置使桡动脉成像处于屏幕中央位置。穿刺部位皮肤局部麻醉后，以45°~60°的角度穿刺进针。缓慢进针，将超声探头呈扇形前后摆动，在超声图像上寻找强回声亮点，以此确定针尖位置，保证其始终位于动脉血管正上方。当针尖进入血管腔后，如果位置合适，将显示为血管中央的亮点（即牛眼征或靶环征），同时可见血液回流至针尾。调整穿刺针角度略水平，将探头向远侧扇形摆动，如果此时针尖刚好从超声视野中消失（即靶环消失征），可确认针尖仍位于血管腔中央，继续推送外套管应无明显阻力，撤出针芯并将压力传感器与套管连接。此法的不足之处在于不易准确显示出针尖位置，常低估进针深度，但其优势是可以确保穿刺针位于血管中央，且血管显示更容易。

（2）纵向定位下置管（长轴平面内技术）

纵向定位的情况下也可进行穿刺置管，此法优势在于可完整显示针尖和穿刺行径，但要确保穿刺针持续位于平面内难度较大，需实时调整超声平面。首先获得桡动脉横断面超声成像，使其处于屏幕中央位置，将超声探头旋转90°后，可在屏幕中央显示动脉长轴。上下移动探头以评估血管的管径大小及走行，选择管径较粗处进行穿刺。以15°~30°的角度进针，使穿刺针与血管长轴保持平行向前推进。如果屏幕上不见针尖显影，其可能是在血管壁或血管外，回退穿刺针，但不完全撤出，调整进针角度使针尖及针体显像。再次向前进针，直至见针尖进入管腔且回血通畅后置入外套管。

（二）直视动脉穿刺置管

随着穿刺技术及设备的发展和提高，该方法目前较少应用于临床。具体操作方法是在上述穿刺部位做约1cm长纵切口，显露动脉后在动脉下安置一根丝线，不结扎，仅作为远端血流阻断和牵引用，直接用套管针进行穿刺置管。移除牵引线，缝合皮肤。如局部出血，可加压包扎止血。

二、动脉穿刺置管测压具体操作流程

（一）操作前准备

1. 与患者及家属沟通，核对患者姓名、性别、病案号等。了解患者病情，检查患者基本情况，评估有无出血倾向，检查穿刺区域有无穿刺禁忌。争取清醒患者配合，告知可能的并发症。

2. 准备用物：动脉留置导管、肝素生理盐水冲洗液、加压装置、碘伏、消毒棉棒、敷贴、无菌手套、纱布卷等。肝素生理盐水冲洗管道，排空气泡，压力传感器调零点。

3. 操作者正确戴口罩、帽子，手清洁消毒。

（二）操作过程

1. 患者取平卧位或坐位，测量体温。操作者站立或坐于患者穿刺侧。

2. 选择穿刺动脉（可选择桡动脉、股动脉或足背动脉），暴露穿刺部位。如选择桡动脉患者把手心向上，外伸。把手腕放置在垫枕上，不要让患者的手腕和手悬空。

3. 铺治疗巾，触摸动脉搏动，消毒穿刺部位（搏动最明显处），穿刺区域棉签消毒3次，消毒范围为直径至少10cm。清醒患者可在腕横线桡动脉搏动表面用少量局部麻醉药浸润麻醉。

4. 选择并检查穿刺针消毒灭菌情况；打开穿刺针，消毒肝素盐水瓶口并抽取少量肝素盐水冲洗穿刺针，推净盐水备用。

5. 戴无菌手套，操作者左手示指、中指指端固定动脉搏动最明显处，右手以静脉穿刺的方法把持穿刺针，在示指下端0.5～1cm处快速进针，与动脉走向成30°～45°角。向前斜行穿刺时，用示指触压感觉判断动脉深浅及走行，刺入血管，后有鲜红血液喷出。

6. 压低针干与皮肤成10°角，将外套管置入血管腔内2～3cm。

7. 拔除内针，有明显搏动性血流自导管喷出，即可接测压延长管。

8. 校零：将传感器放置"零点"位置，打开邻近的三通开关使传感器与大气相通，使用监护仪的校零功能将传感器归零。

9. 测压：将三通开关调至患者动脉端与传感器相通，监测动脉压力。

（三）操作后处理

1. 协助患者取舒适卧位，询问患者需要，整理床单位。

2. 妥善处理操作物品，注意分类处理操作利器和普通废物废料，丢弃到相应位置。

3. 严格执行无菌操作，操作时态度认真严谨，沟通时有礼貌，注意人文关怀。

4. 用肝素盐水冲洗穿刺针。

第4节　动脉穿刺置管测压的注意事项

一、动脉穿刺置管的注意事项

1. 注意严格无菌操作，以防感染。

2. 一次穿刺失败，切勿反复穿刺，尽量减轻动脉损伤。

3. 发现血块应抽出，不可注入。

4. 排尽空气。

5. 应检查各种物品消毒日期。

6. 用肝素盐水冲洗穿刺针。

7. 穿刺前正确进行Allen试验。

二、动脉测压的注意事项

（一）测压管路准备

测压管路为特制导管，长度＜100cm，尽量少连接三通；肝素盐水（2～5U/mL），压力袋（保持压力在300mmHg）以维持2～4mL/h的冲洗。

（二）零点

应定期校对零点，传感器固定的高度应在右心房水平即右侧第四肋间隙平腋中线水平。当患者体位改变时应随时调整传感器的高度。

使用不带零线的传感器时，需要将传感器放置至靶器官的高度。右心房的水平（主动脉根的水平）是大多数血液动力学测量的参考平面。如果要监测Willis环处的动脉压，则必须将传感器升高至颅底（外部耳道）的水平。当患者目标血管相对于压力传感器移动时，必须重新调整传感器水平。测量过程中不需要再进行调零操作。

带零线的传感器，零线必须完全充满流体，不得包含任何空气。零线的自由端固定于患者身上靶血管同等高度部位，开始测量前，进行调零操作以校正靶器官和传感器之间高度差造成的静水压差。这种高度差包括2个静水压力：①由传感器与动脉导管之间的高度差引起的静水压力。②由目标血管和动脉导管之间的高度差引起的静水压力。

在激活监护仪上调零功能的同时将压力传感器的三通朝零线打开进行调零。调零后，关闭调零线的三通阀门。每当目标血管相对于压力传感器移动时，都必须再次调零。

（三）不同部位的压差

在周围动脉不同部位测压，要考虑到不同部位的动脉压。仰卧时，测定主动脉、大动脉及其分支和周围动脉压力时，收缩压依次升高，而舒张压逐渐降低，脉压相应地增宽。决定血流的平均动脉压从主动脉至周围小动脉则逐渐降低。足背动脉离心脏的距离约为桡动脉离心脏距离的2倍，平卧时同时测量此2处的压力，不但波形不同（离主动脉越远，由高频成分组成的脉搏波切迹就越不明显），且压力数值也有显著不同。足背动脉收缩压可较桡动脉约高10mmHg，而舒张压约低10mmHg。

（四）导管口方向

血压是血液对血管壁所施的侧压，即指侧压强。采用动脉内置管测压比较正确的测法应该是管口方向与血流方向垂直，但临床上常难以实现。通常测定动脉压的导管口是迎向血流方向，因此测出的压力是血管内侧压强与血液流动的动压强之和。当血流速度较慢时，管口方向的影响可以忽略不计。但在心率增快、血流速度增加以及动脉管腔由于导管插入而遭阻塞形成"终端"动脉时，可造成动脉压力波的反响、共振，使测得的压力数值显著高于实际数值。

（五）直接测压和间接测压的比较

直接测压和间接测压之间有一定的差异。对比观察的结果显示，收缩压为100～150mmHg，两者结果相仿；超过或低于此范围就会出现差别。一般认为直接测得的动脉压比间接法略高，收缩压常常会高出5～20mmHg。在休克、低血压和低体温患者中，由于血管收缩，此种差别还会增加。如果由间接法测得的压力大于直接法时，多数是由于压力监测系统发生故障或操作不当而引起误差，包括监测仪零点的偏移。如果发现动脉压力波幅降低，呈现阻力，提示导管系统有问题，最常见的原因是气泡、血凝块、机械性阻塞或连接部分松动脱开等。假如动脉波形正常，则应检查用作间接测压的袖带大小是否适当、放置部位是否有误等。

第5节　动脉穿刺置管测压的并发症及其预防

随着穿刺针制作材料和技术的改进，与此相关的穿刺置管并发症发生率明显降低。周围动脉穿刺置管的并发症主要与反复穿刺及导管留置时间过长有关。

一、血栓形成

血栓形成多由于导管长期留置而引起，而且导管越粗、与动脉血管内径相比越大，越容易损伤血管内膜和阻碍导管周围的血流而形成血栓。因此，临床上普遍采用20G或22G套管针做桡动脉穿刺。在股、腋动脉等较粗动脉插管，由于导管与血管直径之比较小，对局部血流影响少，血栓形成机会减少，可供较长时间留置测压导管。反复动脉穿刺、损伤动脉内膜时，血栓形成率增加。为了减少长时间留管后血栓形成，一般主张在测压结束拔除动脉内导管时，压迫阻断近端动脉血流，用注射器连接测压导管边吸边拔，尽量吸出导管周围的小血凝块。拔管后局部加压包扎注意松紧，既要防止血肿形成，也要防止长时间过度压迫而促使血栓形成。一旦桡动脉血栓形成，只要尺动脉血供良好，一般不会引起严重后果。由于桡动脉分支供应鱼际区域常是终末动脉，在桡动脉被血栓阻塞后容易出现鱼际区供血不足的临床表现。血栓形成后绝大多数可以再通。

二、空气栓塞

栓子多来自围绕在导管尖端的小血块、冲洗时误入气泡或混入测压系统的颗粒状物质。一般认为用连续冲洗法可减少血栓栓塞的机会。间断冲洗时要注意将血凝块抽吸出来而不能注入。在桡动脉置管后，如果发生了近端局部皮肤坏死，则是由桡动脉的皮支栓塞引起。腋动脉置管后最好采用连续冲洗，如果进行间断冲洗，只能用少量冲洗液缓慢冲洗，避免大容量带有血凝块或气泡的冲洗液逆行进入脑血流而引起脑栓塞。

三、出血和血肿

穿刺时损伤、出血可引起血肿，一般加压包扎均可止血。拔管后如果处理不当也可在发生血肿的基础上引起感染。加压包扎30分钟后便可放松加压包扎，但应注意加压的程度，既要保证动脉不再出血，又应防止压力过大而影响远端血供。

四、感染

导管留置时间越长，感染机会越多，一般导管留置不要超过3～4日。当局部出现感染或有任何炎症征象时，应立即拔除导管。

参考文献

[1] 邓小明, 姚尚龙, 于布为, 等. 现代麻醉学[M]. 第5版. 北京: 人民卫生出版社, 2020.

[2] Richard M. Pino. 麻省总医院临床麻醉手册[M]. 王俊科译. 第10版. 北京: 科学出版社, 2023.

[3] 邓小明, 黄宇光, 李文志. 米勒麻醉学[M]. 第9版. 北京: 北京大学医学出版社, 2021.

[4] 王天龙, 刘进, 熊利泽. 摩根麻醉学[M]. 第6版. 北京: 北京大学医学出版社, 2020.

[5] Saugel B, Kouz K, Meidert AS, et al. How to measure blood pressure using an arterial catheter: a systematic 5-step approach[J]. Crit Care, 2020, 24: 172.

于艺　张玲雪

第9章 中心静脉穿刺置管术

第1节 相关基础知识

中心静脉穿刺置管术的路径包括颈内静脉（internal jugular vein）、颈外静脉（external jugular vein）、锁骨下静脉（subclavian vein）和股静脉（femoral vein）等，还可通过不同部位的周围静脉将导管置入到中心静脉部位。

中心静脉通路的定义是将导管插入静脉大血管内。静脉大血管包括上腔静脉（superior vena cava）、下腔静脉（inferior vena cava）、头臂静脉（brachiocephalic vein）、颈内静脉（internal jugular vein）、锁骨下静脉（subclavian vein）、髂静脉（iliac vein）和股静脉（femoral vein）、腋静脉（axillary vein）。

一、颈内静脉解剖

颈内静脉起始于颅底，在颈部全程由胸锁乳突肌覆盖。上段颈内静脉位于胸锁乳突肌前缘内侧，中段位于胸锁乳突肌锁骨头前缘的下面、颈总动脉的前外方，在胸锁关节处与锁骨下静脉汇合成无名静脉入上腔静脉。成人颈内静脉较粗，当扩张时直径可达2cm。右侧颈内静脉与无名静脉和上腔静脉几乎成一直线，加之胸导管位于左侧，以及右侧胸膜顶低于左侧，因此临床上多选择右侧颈内静脉。

二、锁骨下静脉解剖

锁骨下静脉是腋静脉的延续，起于第1肋骨的外侧缘，成人长3～4cm。静脉的前面为锁骨的内侧缘，下面是第1肋骨宽阔的上表面，后面为前斜角肌。静脉越过第一肋上表面轻度向上呈弓形，然后向内、向下和轻度向前跨越前斜角肌，然后与颈内静脉汇合。锁骨下静脉最高点在锁骨中点略内，此处静脉可高出锁骨上缘。侧位时静脉位于锁骨下动脉的前方略下，其间可由前斜角肌分开，成人此肌肉可厚达0.5～1.0cm，从而使穿刺时损伤锁骨下动脉的机会减少。

三、股静脉解剖

在收肌腱裂孔处续腘静脉，伴股动脉上行，在腹股沟韧带下方，位于股动脉内侧，穿血管腔隙移行为髂外静脉。股静脉收集下肢、腹前壁下部、会阴部等处的静脉血。临床上常在腹股沟韧带中点稍下方触及股动脉搏动，在搏动点稍内侧实施股静脉穿刺或插管。

在颈内静脉、锁骨下静脉不能使用或上腔静脉阻塞的情况下，如头颈部及上胸部烧伤或外伤、巴德-吉（基）亚利综合征患者，可选用股静脉置管测压。

四、腋静脉解剖

在上臂紧贴躯体时，腋静脉位于腋动脉前下方；在外展上臂姿势下，腋静脉位于腋动脉的前方。腋静脉与腋动脉始终毗邻伴行，外伤时易发生动静脉瘘。腋静脉壁薄，管壁与腋鞘或锁胸筋膜的纤维束附着，管腔常处于开放状态，一旦损伤静脉壁，可能发生空气栓塞。

腋静脉穿刺在麻醉、静脉留置输液或透析、介入治疗、起搏器置入等操作中得到应用，穿刺经锁骨下窝实施，穿刺位于胸小肌上缘与第1肋之间的腋静脉。此段腋静脉位置表浅，长度为2~3cm，外径约为1.5cm，变异少，走行直，无紧贴血管的伴行神经，穿刺时不易损伤胸膜和神经。此段静脉的前方为锁胸筋膜，后方为第1肋间隙，内侧为第1肋，外侧为腋动脉，腋动脉和腋静脉在此被前斜角肌隔开，前斜角肌的厚度为1~1.5cm，操作时误穿动脉的概率较低。

在腋静脉穿刺置管既可提供良好的静脉通路，也可通过置入标准的20cm长的中心静脉导管来监测CVP。腋静脉的进针点为腋动脉旁0.5~1cm。

目前，在需要长期静脉内药物治疗的患者中已广泛开展了经外周静脉置入中心静脉导管技术（peripherally inserted central catheter，PICC），常选用贵要静脉和头静脉。此方法操作简单、方便，并且可在患者床旁完成。但导管尖端是否能达到中心静脉部位常难以判断，可通过影像学检查判断导管的位置。另外，导管在血管内行程过长及长时间留置，血栓性静脉炎发生的机会增加。

第2节　中心静脉穿刺置管术的操作目的、适应证和禁忌证

一、中心静脉穿刺置管技术的目的

1.监测中心静脉压。

2. 提供中心静脉输液通路。

3. 经中心静脉放置心脏起搏器等操作。

二、中心静脉穿刺置管技术的适应证

1. 外周静脉通路不易建立或不能满足需要。

2. 长期静脉输入刺激性药物（如化疗）的患者。

3. 胃肠外高营养治疗者。

4. 快速大量输液、输血治疗。

5. 危重患者抢救或大手术等监测中心静脉压。

6. 经中心静脉导管放置临时或永久心脏起搏器。

7. 血液净化患者。

8. 空气栓塞经中心静脉至右心房抽气。

9. 其他：心导管治疗、肺动脉导管监测等。

三、中心静脉穿刺置管技术的禁忌证

1. 上腔静脉综合征，不能通过上肢静脉或颈内静脉穿刺置管。

2. 凝血功能障碍。

3. 近期安装过起搏器的患者最好在4～6周后再进行中心静脉置管。

4. 穿刺部位外伤或感染。

第3节　中心静脉穿刺置管术的操作流程

一、中心静脉穿刺置管技术的操作前准备

（一）穿刺环境准备

无菌操作环境下进行中心静脉穿刺置管技术。

（二）穿刺及测压用品准备

1. 中心静脉导管穿刺包：5mL无菌注射器、18G穿刺针、蓝空针、J型导引钢丝、中心静脉导管、导管扩张器、平头压力探针、导管固定器、缝皮针、缝合线、无菌孔巾。

2. 消毒用品：0.5%碘伏、无菌纱布、无菌镊子。

3. 局部麻醉药：1%利多卡因5mL。

4. 肝素盐水，浓度为12.5U/mL。

5. 输液套装：一次性无菌输液器、250mL生理盐水。

6. 无菌手套。

7. 压力监测装置的准备：压力袋、肝素盐水、有创压力传感器、心电监护设备。检查管道连接旋钮和开关的位置，管道充液并需排空气泡，连接监测仪，使用前应调节零点。

（三）操作者准备

1. 向患者或家属解释穿刺目的、过程、意义及相关并发症等，签署知情同意书。

2. 操作者和助手各1人，防护措施为无菌手术衣、无菌手套、帽子和口罩。

（四）患者准备

1. 核对患者信息及过敏史评估（局部麻醉药及肝素）。

2. 患者全身铺无菌单，眼保护。

二、中心静脉穿刺置管技术的操作

（一）颈内静脉穿刺置管术

根据颈内静脉与胸锁乳突肌之间的相互关系，可分别在胸锁乳突肌的前、中、后三个方向进针，即前路、中路和后路。虽然进路各有不同，但操作技术基本上是一致的。

1. 患者的体位：在颈部或胸部建立中心静脉通路时，取Trendelenburg位（trendelenburg position）。去枕平卧位、头低15°~30°，肩背部略垫高，头转向对侧，使颈部伸展。备注：如果患者存在肺动脉高压或充血性心力衰竭则可保持水平卧位穿刺。

2. 穿刺点定位并标记：

（1）前路：胸锁乳突肌的前缘，平甲状软骨上缘水平，触及颈动脉搏动，搏动点外侧旁开0.5~1cm处为穿刺点；针干与皮肤（冠状面）成30°~45°角；针尖指向同侧乳头或锁骨的中、内1/3交界处。

（2）中路：胸锁乳突肌下端胸骨头和锁骨头与锁骨上缘组成一个三角，称为胸锁乳突肌三角，颈内静脉刚好位于此三角的中心位置。在三角形的顶端处，约离锁骨上缘2~3横指为穿刺点；针干与皮肤成30°角；针尖与中线平行直接指向尾端。

（3）后路：胸锁乳突肌的外侧缘中、下1/3交点或锁骨上2~3横指处为穿刺点；针干保持水平位，针尖在胸锁乳突肌的深部指向胸骨上窝方向。

备注：可使用超声对颈内静脉进行定位。

3. 消毒铺单：打开穿刺包，戴无菌手套。消毒范围上至下颌角，下至乳头水平，内侧过胸骨中线，外侧至腋前线。铺无菌孔巾。

4. 患者在清醒状态下穿刺，应行局部浸润麻醉。5mL注射器抽吸1%利多卡因，在皮肤定位点做逐层局部浸润麻醉。

5. 试穿：使用5mL注射器进针试探，在进针过程中保持注射器内轻度持续负压。回吸见有暗红色血液，提示针尖已进入静脉。确认方向、角度和进针深度，拔出试探针。

6. 穿刺针穿刺：按试探针的角度、方向及深度用18G穿刺针进行穿刺。边进针边回抽，当回抽见暗红色血液，且十分通畅时，注意固定好穿刺针位置，避免针尖滑出静脉。使用平头压力探针测试压力，如未见波动性、鲜红血液流出，则可以确认穿刺针在静脉内。

7. 置入导丝：经18G穿刺针插入J型导引钢丝。穿刺针及蓝空针长度分别约为10cm，如从Y型穿刺针侧管置入导引钢丝，插入钢丝长度为20cm；从蓝空针尾端置入导引钢丝，插入钢丝长度为30cm，插入钢丝过程尤应注意心律变化。钢丝最终进入血管约10cm，相对固定J型钢丝，退出穿刺针，压迫穿刺点。注意导引钢丝置入不可过深，一般为10~15cm，过深可使导丝进入心脏，引起心律失常。

8. 扩皮肤切口：使用导管扩张器扩张皮肤及皮下组织，拔出扩张器。

9. 引入导管：将导管套在导引钢丝外面，导引钢丝必须伸出导管尾端。左手拿导引钢丝尾端，右手将导管沿钢丝置入静脉，边退钢丝，边推进导管。一般成人从穿刺点到上腔静脉右心房开口处约12cm。

10. 验证导管位于静脉内：退出钢丝后，用注射器回抽导管内血液，如果通畅，注入生理盐水冲洗导管，然后接肝素帽。确认导管驻留在静脉内的方法包括但不限于超声、测压或压力波形分析测量。

11. 固定导管：皮肤入口处用缝线固定导管，覆盖敷贴，并敷贴封闭时间。连接输液器或CVP测压装置。

12. 测压：应用传感器测压可连续记录静脉压和描记静脉压力波形；也可以通过T型管或三通开关分别连接患者的中心静脉导管、测压计的玻璃（或塑料）测压管和静脉输液系统，测压计上端有固定夹，可把测压计垂直地固定在输液架上，并可随意地升降调节高度。如通过传感器连续测压，则结果更为客观准确。根据测压计水柱高度监测中心静脉压。无论哪种测压方法，零点是第四肋间腋中线水平。

13. 中心静脉穿刺置管技术操作后处理：

（1）清理穿刺用品：检查拔除的导丝，确认没有将导丝遗漏在体内，如果发现导丝不完整，则进行胸部X线检查以确定导丝是否在患者体内。

（2）利器放入专用利器盒，被血液、体液污染的物品放入黄色垃圾袋。

（3）书写操作记录。

（4）密切观察患者情况，根据临床需要，可通过胸部透视、持续心电图、经胸超声和胸部X线片检查确认导管尖端的最终位置。

（二）锁骨下静脉穿刺置管术

锁骨下静脉穿刺有经锁骨下和锁骨上2种进路。

1. 锁骨下进路：

（1）患者体位：患者取Trendelenburg位（Trendelenburg position）。去枕平卧位，肩下垫薄枕，头仰15°，并偏向对侧。穿刺侧上肢垂于体侧并略外展，保持锁骨略向前，使锁肋间隙张开以便于进针。

（2）穿刺点定位并标记：锁骨中、外1/3交界处，锁骨下方约1cm为穿刺点；在穿刺过程中尽量保持穿刺针与胸壁呈水平位、贴近锁骨后缘；针尖向内轻度向头端指向锁骨胸骨端的后上缘前进。如果未刺到静脉，可退针至皮下，使针尖指向甲状软骨方向。

可使用超声对静脉进行定位及引导穿刺。

（3）其他操作同颈内静脉穿刺。

2. 锁骨上进路：

（1）患者体位：患者肩部垫高，头尽量转向对侧并挺露锁骨上窝。

（2）穿刺点定位并标记：在胸锁乳突肌锁骨头的外侧缘、锁骨上约1.0cm处为穿刺点；针干与锁骨或矢状面（中线）成45°角，在冠状面保持水平或略向前偏15°；针尖指向胸锁关节方向。

（三）股静脉穿刺置管术

1. 患者体位：患者仰卧位，穿刺侧大腿外旋，膝屈曲，臀下垫枕。

2. 穿刺点定位并标记：在腹股沟韧带下方中点触及股动脉搏动，动脉搏动内侧0.5～1cm为穿刺点，针尖与皮肤成45°角。

备注：可使用超声对静脉进行定位及引导穿刺。

第4节　中心静脉穿刺置管术的并发症

一、血肿

血肿是中心静脉穿刺时较常发生的并发症。导致血肿的主要原因是穿刺过程中误伤邻近静脉的颈总动脉、颈横动脉或锁骨下动脉。经前路颈内静脉穿刺插管，误伤动脉的机会可高达8.5%～23%。穿刺过程中一旦误伤动脉，应立即局部按压数分钟防治血肿形成；如果误将导管置入动脉内，特别是压迫止血困难的部位，例如锁骨下动脉，在拔出导管前需要外科会诊。抗凝治疗或有凝血功能障碍的患者，血肿形成的机会较多，因此穿刺置管应慎重，有条件者可在超声引导下穿刺置管。

血肿的预防：操作中一定要小心，避免伤及动脉。

二、气胸

气胸是较常见的并发症之一，尤其是锁骨下静脉穿刺时气胸的发生率较高，而采用锁骨上进路或颈内静脉置管可降低气胸的发生率。当穿刺时难度较大、穿刺过程中患者出现剧烈咳嗽以及穿刺后患者出现呼吸困难、同侧呼吸音降低，应考虑到发生气胸的可能，必要时可通过胸部X线明确诊断，并及早做胸膜腔穿刺抽气或胸腔闭式引流。如穿刺后患者应用机械正压通气，则有引起张力性气胸的可能，表现为低血压或低氧血症，应加以防范。

三、血胸、胸腔积液、纵隔积液

穿刺过程中如果将静脉或锁骨下动脉壁撕裂或穿透，同时又将胸膜刺破，血液经破口流入胸腔，则形成血胸。如果中心静脉导管误入胸腔或纵隔，液体输入上述部位，可引起胸腔积液或纵隔积液。

胸腔积液、纵隔积液的预防：置管后应常规检查导管末端是否位于血管内。方法是降低输液瓶高度，使之低于心脏水平，同时放开输液调节器，观察回血是否畅通。胸片也有助于诊断。临床上一旦出现肺受压症状，应警惕是否出现血气胸，处理方法是立即拔除导管并做胸腔闭式引流。

四、空气栓塞

在经穿刺针或套管内置入导引钢丝或导管时，常在取下注射器并准备置管导管前1~2秒可能有大量空气经针孔进入血管。实验证明如果压差为5cmH$_2$O，空气通过14G针孔的量可达100mL/s。静脉快速误入100~150mL空气，就足以致命。

空气栓塞的预防：

1. 患者取头低位穿刺。
2. 操作中时刻注意封闭穿刺针或套管。

五、心脏压塞

多由心脏穿孔引起，一旦发生后果严重。穿孔多发生在置管后数小时或数日，最长达8日。穿孔与导管插入过深有关，插管时如导致上腔静脉、右心房或右心室损伤穿孔，则可引起心包积液或积血。当液体或血液在心包腔或纵隔内积聚达300~500mL时，足以引起致命的心脏压塞。留置中心静脉导管的患者突然出现发绀、面颈部静脉怒张、恶心、胸骨后及上腹部疼痛、烦躁和呼吸困难，同时伴有低血压、脉压变小、奇脉、心动过速、心音低且遥远，都提示有心脏压塞的可能。因此，遇到上述紧急情况应：①立即停止经中心静脉输注液体；②降低输液瓶的高度，使之低于患者的心脏水平，利用重力尽量吸出心包腔或纵隔内的积血或积液，然后慢慢地拔出导管；③如经由导管吸出的液体很少，病情未得到改善，应考虑做心包穿刺减压；④严密观察患者，防止心包积血再次发生。

心脏压塞的预防：

1. 选用适当硬度且尖端柔软的导管。

2. 导管插入不要过深，导管尖端应位于上腔静脉或右心房入口处。

3. 在皮肤入口处缝固导管或装导管固定器，以防导管移动深入。

4. 经常检查中心静脉导管，观察回血情况，及测压柱液面是否随呼吸波动和压力值是否显著异常变化。

5. 如果怀疑有心脏压塞的可能时，可经导管注2～5mL造影剂进行X线检查，以判断导管尖端的位置。

六、感染

导管在体内留置时间过久可引起血栓性静脉炎。无菌操作不严格、反复多次穿刺、局部组织损伤、血肿均可增加局部感染的机会。导管留置期间无菌护理非常重要，每日用碘酊或酒精涂敷局部、更换敷料，常可达到预防感染的目的。经中心静脉导管进行静脉内营养治疗，发生感染的机会增加，可能由于这类患者免疫力较低，或早已存在感染，加之营养液适合细菌、霉菌生长，因此应随时注意感染的发生与发展。当临床上出现不能解释的寒战、发热、白细胞升高、局部压痛和炎症等，应考虑拔除导管并做细菌培养。经中心静脉营养治疗的患者，因患者本身营养不良，一般状况差，更应密切防范感染的发生。

感染的预防：严格无菌操作及置管后护理很重要。

七、血栓形成

导管源性血栓形成是中心静脉置管的严重并发症，在所有的穿刺路径中锁骨下静脉穿刺入路的血栓发生率最低。静脉内血栓形成可能导致静脉不通畅、上腔静脉综合征及肺动脉栓塞。因此，长期放置中心静脉导管的患者应警惕血栓形成的发生。

参考文献

[1]　郭曲练, 姚尚龙. 临床麻醉学[M]. 第4版. 北京: 人民卫生出版社, 2016.

[2]　邓小明, 姚尚龙, 于布为, 等. 现代麻醉学[M]. 第5版. 北京: 人民卫生出版社, 2020.

[3]　隽兆龙, 张蕊. 麻醉技能学[M]. 第1版. 北京: 人民卫生出版社, 2019.

[4]　姜保国, 陈红. 中国医学生临床技能操作指南[M]. 第3版. 北京: 人民卫生出版社, 2020.

[5]　Richard M.Pino. 麻省总医院临床麻醉手册[M]. 王俊科译. 第10版. 北京: 科学出版社, 2023.

[6]　邓小明, 黄宇光, 李文志. 米勒麻醉学[M]. 第9版. 北京: 北京大学医学出版社, 2021.

李禹

第10章　自体输血

自体输血又称为自体血回输（autologous blood transfusion）或自身输血（autotransfusion），是指采集患者自身的血液或血液成分并予以保存，或当其处于出血状态收集其所出血液并做相应处理，在其需要时将其本人的血液和（或）血液成分实施自我回输的一种输血治疗方式。主要优点：既可以节约库存血，又可以减少输血反应和疾病传播，且不需要检测血型和交叉配型试验。

第1节　相关基础知识

一、自体输血的类型

目前常用的自体输血有3种，分别为预存式自体输血、急性等容性血液稀释、回收式自体输血，临床中可根据患者情况选择1种或多种应用。

二、自体输血的优点

1. 避免经血液传播的疾病，如肝炎、艾滋病、梅毒、疟疾等。

2. 可避免同种异体输血产生的同种免疫反应，如非溶血性发热反应、麻疹反应、过敏反应、溶血性反应等。

3. 避免发生输异体血的差错事故。

4. 为特殊群体（如稀有血型患者、交叉配血试验不合、宗教信仰等）提供了便利。

5. 适量多次的自身采血可刺激血液再生，使术后患者造血加快。

6. 缓解血源紧张、节省费用等。

7. 对大出血患者能快速回收，无量的限制。

8. 使用方便、及时快捷，有利于突发大出血又未备血患者的抢救。

9. 有利于战伤、地震等突发事件使用。

10. 回收的自体血优于库存异体血。

三、自体输血的不足

1. 溶血影响血液中红细胞回收率。

2. 凝血障碍血液回收中血小板的丢失和纤维蛋白原的降低，大量经清洗后的血液回输可造成凝血功能的障碍。

3. 丢失蛋白不可避免，大量经清洗后的回输血液白蛋白含量低。

4. 血液污染外伤后濒临死亡的大出血。

5. 肿瘤细胞的播撒。

第2节　预存式自体输血

预存式自体输血（preoperative autologous blood donation，PABD）是通过术前储血、术中回输的方式，实现自体血回输。该方法适用于择期手术患者估计术中出血较多需要输血者。对于无感染且红细胞比容（hematocrit，Hct）≥30%的患者，可以根据所需的预存血量，从择期手术前的1个月开始采血，每3~4日1次，每次300~400mL，直到术前3日为止，存储采得血液以备手术之需。术前自体预存血者可每日补充铁剂和给予营养支持。

一、预存式自体输血适应证

1. 预存式自体输血主要适用于一般情况较好，Hb > 100g/L或Hct > 0.33。

2. 预计出血量较大。

3. 稀有血型。

4. 血型鉴定或交叉配血困难。

5. 既往发生过严重输血反应以及拒绝接受异体输血。

6. 无明显禁忌证的择期手术患者。

二、预存式自体输血禁忌证

1. 充血性心力衰竭、主动脉狭窄、房室传导阻滞、心律失常及严重高血压。

2. 服用抑制代偿性心血管反应药物。

3. 菌血症。

4. 既往有严重献血反应。

5. 凝血功能异常。

6. 心、肺、肝、肾等重要脏器功能障碍。

7. 对于有疾病发作史而未被完全控制的患者，采血可能诱发疾病发作。

8. 严重高脂血症、精神心理障碍等疾病不能接受多次采血者。

三、预存式自体输血操作流程

（一）确定PABD操作对象

存在适应证，排除禁忌证的择期手术患者。

（二）确定PABD操作时间

标准的门诊或住院时间＜0.5日。

（三）确定PABD采血方案

1. 单纯式采血方案：适用于计划3日内手术，只需进行1次PABD患者。

2. 蛙跳式或转换式采血方案：适用于计划手术时间在14日或14日以上，需要进行2次或2次以上PABD患者。

3. 单次采血量的确定：采血量控制在自身循环血量的10%以内，对于体重低于50kg的患者，按每少1.0kg少采8mL计算，儿童每次最大采血量为8mL/kg。

（四）PABD采血前准备

1. 称重。

2. 血常规检查。

3. ECG检查。

4. 肝肾功能检查。

5. 口服叶酸片10mg，tid。

6. 口服维生素C片0.1g，tid。

（五）PABD自体血的采集、贮存

1. 自体血的采集、贮存

在储血袋上标明患者姓名、血型、病案号或其他唯一性身份识别信息、采集时间等信息，以及醒目的"仅供患者本人输注"警示信息。采集的自体血液应在输血科或血库的专用储血设备中与异体血液分开保存，并做好标识。

2. 前期采集自体血的回输

蛙跳式或转换式采血时，需要根据相应的自体血回输方案回输自体血。

（六）PABD自体血的回输

1. PABD自体血回输原则：

（1）后采自体血先输。

（2）先输自体血，必要时再考虑输异体血。

2. 自体血回输常规：输血前、后生理盐水冲管。

四、PABD过程中变异及注意事项

1. 采血前：采血前患者放弃手术或出院。

2. 采血中：采血时患者出现严重采血反应；预防采血后低血压、心动过速和昏厥。

3. 采血后：采血后患者放弃手术或因患者意愿不同意回输；关注并积极诊治自体血回输引起的不良反应：主要是微血管栓塞、溶血反应、循环超负荷及枸橼酸中毒的诊治。

五、PABD临床执行路径

PABD临床路径执行见图10-1。

第3节　急性等容性血液稀释

急性血液稀释技术（acute normovolemic hemodilution，ANH）是指麻醉医生在术前有限的时间内（一般指麻醉后、手术前），采集患者一定量自体血液，进行抗凝处理后备用。同时，输入胶体液或者晶体液补充失去的血容量。手术中失血量超过300mL时可以开始回输自体血，应先输最后采的血液。由于最先采取的血液中含红细胞和凝血因子的成分最多，宜最后输入。

一、急性等容性血液稀释适应证

1. 一般情况良好，Hb≥100g/L。

2. 估计术中出血量超过800mL或全身血容量的20%。

3. 稀有血型备血困难的患者。

4. 体内存在多种红细胞抗体，交叉配血困难的患者。

5. 需降低血液黏滞度，如红细胞增多血液黏滞度高的患者。

6. 因宗教信仰等原因拒绝输异体血的患者。

二、急性等容性血液稀释禁忌证

1. 凝血功能障碍，血小板计数低或血小板功能异常的患者。

2. 严重的心、肺、肝及肾功能不全的患者。

3. 脓毒血症的患者。

适用对象：进行PABD的择期手术患者

患者姓名：　　　性别：　　　年龄：　　　门诊号：　　　住院号：

进行PABD自体血采集时间：　　　年　　月　　日起

时间	采血前	采血中	采血后
诊疗工作	具备PABD适应证： □一般情况好 □Hb > 110g/L □患者知情同意 排除PABD的禁忌证： □无严重的心血管疾病 □未用抑制代偿性心血管反应药物 □无菌血症 □无严重献血反应病史 □无凝血功能障碍 □无心、肝、肾及肺功能障碍 □无活动性癫痫病史 □其他	□自体血采集 □采血不良反应的观察	□采血不良反应的观察 □自体血的标识、贮存 □自体血领血证签发 □前期自体血回输（转换式或蛙跳式采血时） □自体血回输不良反应的观察（转换式或蛙跳式采血时）
重点医嘱	医嘱套餐1： □血 Rt 长期医嘱： □叶酸片　10mg　tid □维生素C片　0.1　tid	医嘱套餐2： □静脉穿刺采血　1次 □一次性血袋　1次 □PABD　1次	医嘱套餐3（转换或蛙跳式）： □生理盐水　100mL　ivd（输血前30秒） □前期自体血　　　mL　ivd □生理盐水　100mL　ivd（冲管）
护理工作	□血袋的准备 □其他采血工具的准备	□自体血的采集 □采血不良反应的观察	□采血不良反应的观察 □前期自体血回输的实施 □自体血回输不良反应的观察
变异及其原因	□无 □有，变异原因 ○患者改变主意 ○患者放弃手术 ○患者放弃治疗	□无 □有，变异原因 ○采血时严重不良反应 ○静脉穿刺不成功 ○其他	□无 □有，变异原因 ○患者放弃手术 ○手术出血少患者不同意回输 ○其他

采血情况：第1次：　　　年　　　月　　　日，医嘱套餐1；采血　　　mL，医嘱套餐2；

　　　　　第2次：　　　年　　　月　　　日，医嘱套餐1；采血　　　mL，医嘱套餐2；回输前期自体血采

　　　　　　　　血　　　mL，医嘱套餐3

　　　　　第3次：　　　年　　　月　　　日，医嘱套餐1；采血　　　mL，医嘱套餐2；回输前期自体血采

　　　　　　　　血　　　mL，医嘱套餐3

　　　　　第4次：　　　年　　　月　　　日，医嘱套餐1；采血　　　mL，医嘱套餐2；回输前期自体血采

　　　　　　　　血　　　mL，医嘱套餐3

　　　　　第5次：　　　年　　　月　　　日，医嘱套餐1；采血　　　mL，医嘱套餐2；回输前期自体血采

　　　　　　　　血　　　mL，医嘱套餐3

　　　　　第6次：　　　年　　　月　　　日，医嘱套餐1；采血　　　mL，医嘱套餐2；回输前期自体血采

　　　　　　　　血　　　mL，医嘱套餐3

小结：共采自体血　　　次，贮存自体血　　　mL，　　　年　　　月　　　日回输自体血　　　mL

签名	护士：	护士：	护士：
签名	医师：	医师：	医师：

图10-1　PABD临床路径执行单

4. 严重原发性高血压的患者。

5. 其他不适合进行ANH的患者。

三、急性等容性血液稀释操作流程

（一）确定ANH适用对象

存在适用证，排除禁忌证，需进行ANH的择期手术患者。

（二）ANH采血量的确定

1. 一般采血量：按总血容量的10%～15%。

2. 特殊情况采血量：身体情况较好的患者采血量可达总血容量的20%～30%（一般不超过1200～1500mL）。

（三）ANH自体血的采集

1. 采集时机：麻醉诱导完成后、手术开始前。

2. 静脉穿刺：选择浅表的颈外静脉为穿刺部位。

3. 补充血容量及自体血采集的实施：先快速输入林格氏液750mL，从静脉采血600mL，立即输入右旋糖酐600mL，如估计出血量多可按以上方法再采600mL（成人）。

4. 采血速度：成人一般建议20～40mL/min，根据血压、心电监护等情况调节。

（四）血袋的标识及自体血的保存

1. 血袋的标识项目：姓名、住院号、科别、床号、血型、采集时间等信息以及醒目的"仅供患者本人输注"警示信息。

2. 采集6小时内回输自体血的保存：手术室温贮存。

3. 采血6～24小时回输的自体血的保存：4℃冷藏箱贮存。

（五）ANH的监护

1. 麻醉及急性血液稀释期：持续无创监测血压、心率、心电监护。

2. 血液稀释前：有创监护、记录平均动脉压（MAP）、心率（HR）及中心静脉压（CVP）。

3. 血液稀释后15分钟：同2。

（六）停采自体血的标准

1. 采自体血量达到目标采血量。

2. Hct降至0.25。

3. 采自体血量虽未达目标采血量，但出现下列情况之一，如血压下降、心率减慢及脉压差增大。

（七）ANH自体血的回输

1. 回输时机：术中当患者出血量 > 600 ~ 700mL时开始回输ANH自体血。

2. 回输自体血顺序、原则：按先输最后放出的稀释血，后输最先放出的稀释血，顺序回输自体血，输完自体血后如仍然有输血适应证再考虑输异体血。

四、急性等容性血液稀释过程中变异及注意事项

1. 采血前：患者改变主意不同意做ANH。

2. 采血时：各种原因引起的采血失败。关注并及时处置ANH采血不良反应的处理：①血压下降：停止采血，加快输液速度，必要时用升压药。②心律失常：及时补充血容量，保持供氧，维持良好通气，必要时停止采血。③急性肺水肿：停止采血，停止输液、利尿治疗等。

3. 采血后：各种原因使患者自体血不必要回输。关注并及时处理自体血回输不良反应：主要是心脏负荷过重及急性肺水肿等的诊治，必要时回输自体血前可使用利尿剂。

五、急性等容性血液稀释临床执行路径

ANH临床路径执行见图10-2。

第4节　回收式自体输血

回收式自体输血（salvaged-blood antologous transfusion，SAT）是指用血液回收装置，将患者体腔积血、手术中失血及术后引流血液进行回收、抗凝、滤过、洗涤等处理，然后回输给患者。按回收处理方式可分为洗涤式和非洗涤式2种，按回收处理时间可分为术中和术后2种。目前，临床上一般都采用洗涤回收式自体输血，大多数医院采用该方法实现自体血回输。

一、回收式自体输血工作原理

SAT是血液回收机通过负压吸收装置，将创伤出血或术中出血收集到储血器，在吸引过程中与适量抗凝剂混合，经多层过滤后再利用高速离心的血液回收罐把细胞分离出来，把废液、破碎细胞及有害成分分流到废液袋中，用生理盐水对血细胞进行清洗、净化和浓缩，最后再把纯净、浓缩的血细胞保存在血液袋中，回输给患者。

适用对象：进行ANH的手术患者

患者姓名：　　　性别：　　　年龄：　　　住院号：

进行PABD自体血采集时间：　　　年　　月　　日

时间	采血前	采血时	采血后
诊疗工作	ANH的评估 具备ANH的适应证： 　□一般情况好，Hb > 100g/L 　□估计术中出血超过800mL 　□稀有血型备血困难的患者 　□需降低血液黏滞度的手术患者 　□因宗教信仰等原因拒绝输血手术患者 　□其他 无ANH的禁忌证： 　□无凝血功能障碍、血小板功能正常、数量不低 　□无严重心、肺肾功能不全患者 　□无脓毒血症 　□无严重的高血压 补充血容量 确定ANH采血量	□ANH自体血采集 □血容量的补充 □ANH的监护 □采血不良反应的处理	□自体血的标识、贮存 □自体血的回输 □自体血回输不良反应诊治
重点医嘱	□林格氏液　750mL　ivdrip	□静脉穿刺　1次 □ANH　1次 □采静脉血600mL □右旋糖酐600mL　ivdrip □林格氏液750mL　ivdrip（必要时） □采静脉血600mL（必要时） □右旋糖酐600mL　ivdrip（必要时）	□生理盐水　100mL　ivd（冲管） □自体血　____mL　ivd □生理盐水　100mL　ivd（冲管）
护理工作	□静脉穿刺 □输液补充血容量	□采自体血 □输液补充血容量 □采血不良反应观察	□实施自体血回输 □输血不良反应的观察
变异及其原因	□无 □有，变异原因 　○患者不同意做ANH 　○其他	□无 □有，变异原因 　○采自体血失败 　○静脉穿刺不成功 　○其他	□无 □有，变异原因 　○患者死亡等原因不回输自体血 　○其他
签名	护士：	护士：	护士：
签名	医师：	医师：	医师：

图10-2　ANH临床路径执行单

二、回收式自体输血适应证

回收式自体输血适用于估计有大量出血的手术或已患贫血且经历手术出血有可能需要输血的手术。预计术中及术后出血在400mL以上的手术，儿童或身体弱小者可依据体重适当放宽。总之，除禁忌证以外的手术疾病均可为适应证。

1. 心脏外科，如心脏手术、胸腔大血管手术等。

2. 普外科，如肝、脾破裂等手术。

3. 血管外科，如腹主动脉瘤破裂等手术。

4. 泌尿外科，如肾切除、前列腺癌根治术等手术。

5. 神经外科，如脑动脉瘤、脑膜瘤等手术。

6. 妇产科，如宫外孕破裂、子宫及输卵管等手术。

7. 其他，包括器官移植、稀有血型手术及各种原因拒绝输血的手术等。

三、回收式自体输血禁忌证

1. 超过4小时的开放性创伤或超过6小时的非开放性创伤患者。

2. 被粪便、胃肠液、胆汁及羊水等污染的血液，感染伤口的血液。

3. 患者全身状况不良，甚至出现肝、肾功能不全，有菌血症或败血症患者。

4. 恶性肿瘤患者肿瘤细胞已污染血液。

5. 术中污染含有消毒液，如外科消毒用碘伏、酒精、双氧水（过氧化氢）、抗凝剂、冲洗液（高渗溶液、低渗溶液）、创伤外科用骨水泥及人工骨、整形外科脂肪抽吸术、羊水（DIC）等。

6. 大量溶血。

四、回收式自体输血操作流程

（一）确定SAT适用对象

存在适用证，排除禁忌证，需进行SAT的手术患者。

（二）确定SAT的回收方式

SAT自体血回收方式分为洗涤式及非洗涤式2种，目前非洗涤式SAT已经很少在临床上应用，本节所介绍的SAT为洗涤式SAT。

（三）SAT的准备工作

1. 评估：根据SAT的适应证、禁忌证进行评估。

2. 设备、耗材等的准备：①血液回收机。②耗材的准备，储血罐、双腔吸引管

（吸收/抗凝集合管路）、离心杯（225mL）等。③药品准备，肝素钠溶液、生理盐水溶液。

（四）SAT的实施

1. 装机：开机自检通过后安装贮血罐、离心杯及管路系统。

2. 管路的预充：接抗凝液及洗涤液，用抗凝液预充吸引管路和储血罐。

3. 自体血的回收、洗涤与保存：术中出血时用吸引器吸头将自体血吸至储血罐；当自体血达到一定量后自动转入洗涤程序，洗涤至废液管流出液澄清，必要时改用手控操作；将洗涤充分的红细胞泵入回输袋保存。

4. 自体血的回输：根据患者出血情况及Hb水平决定回输时机，自体血室温可保存6小时，（4±2）℃冷藏保存不超过24小时。

5. 病程记录：由操作者完成，内容包括开始回收时间、回收血量、回输时间及监护情况等。

（五）SAT过程中的监护

1. 基本监护内容：心电监护（ECG）、无创血压（NIBP）、血氧饱和度（SpO_2）、血红蛋白水平（Hb）或血细胞压积（Hct）。

2. 选择性监护内容：体温（T）、中心静脉压（CVP）、有创血压（IBP）、血气分析、电解质及血栓弹力图（TEG）。

五、回收式自体输血过程中变异及注意事项

1. 回收前：回收过程中发现血液存在污染等情况不宜回收。

2. 回收时：回输过程中发现有空气气泡等不宜回输。

3. 回收后：患者病危不需要回输等。

4. SAT过程中的注意事项：

（1）出血倾向：回收、洗涤的自体血不含血小板及凝血因子，应定期监测血小板及凝血功能，必要时补充血小板及新鲜冰冻血浆。

（2）其他：目前使用洗涤式方法回收自体血，不良反应少，在进行SAT时仍然可能出现溶血、感染等不良反应，应该注意观察，及时处理。

六、回收式自体输血临床执行路径

SAT临床路径执行见图10-3。

适用对象：进行SAT的手术患者

患者姓名：　　　性别：　　　年龄：　　　　住院号：

进行SAT的时间：　　　年　　月　　日

时间	采血前	采血时	采血后
诊疗工作	SAT评估 具备SAT的适应证： □心脏手术、胸腔大血管手术 □肝、脾、动脉瘤破裂 □肾切除术、前列腺癌根治术 □脑膜瘤、脑动脉瘤手术 □宫外孕破裂、子宫输卵管手术 □其他：器官移植、稀有血型手术 无SAT的禁忌证： □开放性创伤不超过4小时 □开放性创伤不超过6小时 □无粪便、胆汁及羊水污染 □无全身状况不良 □无菌血症或败血症 □无中毒细胞污染	□SAT自体血回收 □血容量的补充 □SAT的监护	□自体血的标识、贮存 □自体血的回输
重点医嘱	□生理盐水　500mL 　肝素钠　100mg □生理盐水　500mL×　　瓶自体血洗涤用	□SAT　1次 □生理盐水　500mL×___瓶 　肝素钠100mg×___支抗凝用 □生理盐水　500mL×___瓶洗涤用	□生理盐水　　100mL　ivd（冲管） □自体血　___mL ivd □生理盐水　100mL　ivd（冲管）
护理工作	□麻醉科常规监护	基本监护 　□ECG 　□NIBP 　□SpO$_2$ 　□Hb 　□HCT 选择性监护 　□体温 　□CVP 　□IBP 　□血气分析 　□电解质 　□血栓弹力图	基本监护 　□ECG 　□NIBP 　□SpO$_2$ 　□Hb 　□HCT 选择性监护 　□体温 　□CVP 　□IBP 　□血气分析 　□电解质 　□血栓弹力图
变异及其原因	□无 □有，变异原因 　○细菌污染 　○肿瘤细胞污染 　○其他	□无 □有，变异原因 　○细菌污染 　○肿瘤细胞污染 　○回收血量少 　○其他	□无 □有，变异原因 　○患者放弃治疗 　○其他
签名			

图10-3　SAT临床路径执行单

参考文献

[1]　王天龙, 刘进, 熊利泽. 摩根临床麻醉学[M]. 第6版. 北京: 北京大学医学出版社, 2020.

[2]　邓小明, 姚尚龙, 于布为, 等. 现代麻醉学[M]. 第5版. 北京: 人民卫生出版社, 2020.

[3]　郭曲练, 姚尚龙. 临床麻醉学[M]. 第4版. 北京: 人民卫生出版社, 2016.

[4]　邓小明, 黄宇光, 李文志. 米勒麻醉学[M]. 第9版. 北京: 北京大学医学出版社, 2021.

[5]　隽兆东, 张蕊. 麻醉技能学[M]. 北京: 人民卫生出版社, 2019.

[6]　姜保国, 陈红. 中国医学生临床技能操作指南[M]. 第3版. 北京: 人民卫生出版社, 2020.

[7]　李文志, 赵国庆. 麻醉学[M]. 第2版. 北京: 人民卫生出版社, 2021.

[8]　尤荣开, 缪心军, 陈玉熹. 常用急救仪器设备使用与维护[M]. 北京: 人民军医出版社, 2013.

[9]　周吉成, 胡丽华, 王学锋, 等. 自体输血临床路径管理专家共识(2019)[J]. 临床血液学杂志, 2019, 32(02): 81–86. DOI: 10. 13201/j. issn. 1004–2806–b. 2019. 02. 001.

[10] 中华人民共和国国家卫生健康委员会. 围手术期患者血液管理指南: WS/T 796–2022[S/OL].(2022–02–23)[2024–10–31]. http://www.nhc.gov.cn/wjw/s9493/202202/5e3bc1a664094da692bcb3e2e85efd34.shtml.

刘鹏飞

第11章　心肺复苏术

心肺复苏术（cardiopulmonary resuscitation，CPR）是指针对呼吸和心脏骤停所采取的紧急医疗措施，以人工呼吸替代患者的自主呼吸，以心脏按压形成暂时的人工循环并诱发心脏的自主搏动。但是，心肺复苏的成功不仅是要恢复自主呼吸和心跳，更重要的是恢复中枢神经系统功能。从心脏骤停到细胞坏死的时间以脑细胞最短，因此维持适当的脑组织灌流是心肺复苏的重点，一开始就应积极防治脑细胞的损伤，力争脑功能的完全恢复。因此可将CPR扩展为心肺脑复苏术（cardiopulmonary cerebral resuscitation，CPCR）。复苏可分为3个阶段：基本生命支持（basic life support，BLS）、高级生命支持（advanced life support，ALS）和复苏后治疗（post-resuscitation treatment，PRT）。

BLS是发生呼吸循环骤停的现场急救措施，包括发现呼吸循环骤停的现象、进行人工呼吸与心脏按压、电除颤等。目的是徒手或应用取之即得的设备，用简单易行的方法，迅速有效建立呼吸与循环支持，尽可能恢复生命器官（指心和脑）的血供和氧供，为患者争取进一步治疗的机会。

ALS是BLS的继续，主要在加强监测的同时借助先进的器械和设备进行呼吸支持、药物和液体治疗，使患者能够维持足够的氧供和心排血量，找出造成患者心脏骤停的原因并治疗可逆性因素，为患者恢复自主循环创造条件。

PRT，经过BLS与ALS2个阶段，患者的一般情况已基本稳定，但这只是暂时的，还应该时刻警惕主要由脑损伤、心功能不全和缺血再灌注损伤组成的CPR后综合征，其中缺血/缺氧及再灌注引起的损伤成为主要矛盾，神经系统预后也难以评估。重建有效的器官及组织灌注、防治多器官功能不全及缺血缺氧性脑损伤、开始有关提高长期生存率及神经功能恢复的治疗成为PRT阶段的主要内容。在患者气道稳定、通气循环良好的情况下，尽可能将患者转入重症监护病房，以便深入观察、持续监测、进一步治疗。

第1节　相关基础知识

心脏骤停（cardiac arrest）指心脏因各种急性原因突然停止有效的排血（并非停止跳动）而致循环和呼吸停顿的"临床死亡"状态。凡原有严重心脏病或其他治疗无效的慢性病晚期发生的心搏停止不属于此范畴。

一、心脏骤停类型

根据心电图（electrocardiogram，ECG）可将心脏骤停分为：①心搏停止（asystole）：为完全持续的电活动缺失，心脏大多处于舒张状态，心肌张力低，无任何动作，ECG呈一直线。②心室纤颤（ventricular fibrillation，VF）：心室呈不规则蠕动而无排血功能，ECG呈不规则的锯齿状小波。③快速型心律失常：包括室性心动过速（ventricular tachycardia，VT）与室上性心动过速（supraventricular tachycardia，SVT），有潜在生命危险，往往为心脏骤停前的心律失常，通常需要紧急处理。④无脉电活动（pulseless electrical activity，PEA）：指不包括VT与VF的心脏有电活动而无搏出的心律失常，包括心电机械分离（electro-mechanical dissociation，心电图仍有低幅的心室复合波而心脏无有效搏血）、室性自主节律、室性逸搏心律等。

二、心脏骤停病因

心脏骤停的起因以心源性最为常见，也可以是非心源性的。常见的心源性因素包括冠心病心肌缺血、心律失常、心肌炎、瓣膜病等；常见的非心源性因素包括淹溺、窒息等缺氧因素，严重创伤、大量出血等缺血因素，肺栓塞、大动脉疾病、脑血管疾病和中毒等。

在这些原因中，最常见的为"6H"和"5T"：低血容量（Hypovolemia）、低氧（Hypoxia）、酸中毒（Hydrogen ion）、低/高钾（Hypo-/hyperkalemia）、低血糖（Hypoglycemia）、低温（Hypothermia）、中毒（Toxins）、心包填塞（Tamponade cardiac）、张力性气胸（Tension pneumothorax）、心梗/肺梗（Thrombosis of coronary or pulmonary）和创伤（Trauma）。

三、安全时限

安全时限是指心脏骤停后大脑缺血缺氧尚未出现不可逆损伤的时间。大脑对缺氧的耐受时间为4～6分钟，随后即发生生物学死亡，因此心脏骤停的安全时限通常定义为5分钟。按国际医学界惯例，心搏停止时间是从心脏骤停起算，至有效的心肺复苏开始为止。因此，越早进行有效的心肺复苏，复苏的成功率越高，脑功能的恢复越好。

第2节　心肺复苏术BLS的操作流程

BLS，又称为初期复苏或心肺复苏，是心脏骤停后挽救患者生命的基本急救措施。

BLS包括ABCD4项内容：A（airway，气道）指保持气道通畅；B（breathing，呼吸）指进行有效的人工呼吸；C（circulation，循环）指建立有效的人工循环；D（defibrillation，电除颤）指使用除颤仪进行电除颤。对于明确由于呼吸系统原因，如窒息等引起的心脏骤停，推荐初期复苏程序为"A-B-C-D"，而其余大多数呼吸心脏骤停者均推荐"C-A-B-D"的复苏程序。

一、心肺复苏术操作前评估

1. 评估环境是否安全，将患者放置于安全环境中，迅速将患者去枕仰卧于硬板床或地面上，松解患者衣领口、领带、围巾及腰带。

2. 判断患者意识，同时评估呼吸和脉搏：

（1）呼叫患者、轻拍患者肩部。触颈动脉搏动：触摸部位为气管两侧2~3cm，胸锁乳突肌前缘凹陷处，不超过10秒。

（2）确认患者意识丧失，立即大声呼救或拨打120急救电话，启动应急医疗服务系统，寻求他人帮助，取得自动体外电除颤（automated external defibrillator，AED）及急救设备。如果两人在现场，则一人进行心肺复苏，另一人呼救或拨打120急救电话，启动应急医疗服务系统，取得AED及急救设备。

3. 如没有正常呼吸，颈动脉有搏动，表明心脏尚未停止搏动，可仅做人工呼吸。

4. 如无呼吸或仅是喘息，颈动脉无搏动，立即胸外心脏按压。

二、心肺复苏术操作过程（C-A-B-D）

（一）胸外心脏按压，建立人工循环

1. **按压部位**：两乳头连线与胸骨交叉点或胸骨的下半部。

2. **按压手法**：操作者跪于患者一侧，一只手掌根部放于按压部位，手掌与患者胸骨纵轴平行以免按压肋骨，另一只手交叉紧握重叠于此手背上，手指翘起不接触胸壁。

3. **按压姿势**：操作者双肘关节绷直，依靠操作者的躯体重量、肘及臂力，有节奏地垂直向下施加压力。

4. **按压幅度**：使胸骨下段及其相连的肋软骨下陷5~6cm，然后迅速放松，解除压力，使胸骨自然复位，便于心脏舒张，但手不能离开按压部位。待胸骨回复到原来位置后再次下压。

5. 弹回与按压的时间比例大致相同，为1:1。

6. **按压频率**：100~120次/分钟。

（二）开放气道，保持气道通畅

一人心脏按压，另一人同时开放气道。

1. 清除口腔、气道内分泌物或异物，有义齿者应取下。

2. 开放气道方法：

（1）仰头抬颏法：操作者一只手的小鱼际置于患者前额，用力向后压使其头部后仰，另一只手示指、中指置于患者的下颌骨下方，将颏部向前上抬起（注意手指不要压向颏下软组织深处，以免阻塞气道）。

（2）下颌前推法：操作者双肘置患者头部两侧，双手拇指放在患者颧骨上，示指、中指、无名指放在患者下颌角后方，向上或向后抬起下颌。患者头保持正中位，不能使头后仰，不可左右扭动。

（三）呼吸支持，进行人工呼吸

一人心脏按压，另一人同时开放气道。

1. 口对口人工呼吸法：

（1）在患者口鼻部盖一单层纱布或隔离膜。

（2）操作者用保持患者头后仰的拇指和示指捏住患者鼻孔。

（3）深吸一口气，屏气，双唇包住患者口部（不留空隙），用力吹气，使胸廓扩张。

（4）吹气毕，松开捏鼻孔的手，操作者头稍抬起，侧转换气，同时注意观察胸廓复原情况。

①没有高级气道时，按压与通气比为30∶2（每次吹气时间大于1秒；有效指标：患者胸部起伏，且呼气时听到或感到有气体逸出）。

②置入高级气道后，呼吸频率为每6秒一次呼吸（每分钟10次呼吸）。

2. 口对鼻人工呼吸法：

（1）仰头抬颏法，同时操作者用手将患者口唇闭紧。

（2）深吸一口气，双唇包住患者鼻部吹气，吹气的方法同上（用于口腔严重损伤或牙关紧闭患者）。

（四）电除颤

1. 打开除颤器电源开关，选择"非同步"状态。

2. 将2个电极板涂上导电胶或包上浸有生理盐水的纱布垫。

3. 根据除颤器电极标记，将一个电极放置于胸骨右缘2～3肋间，另一电极放置于左侧心尖部位。

4. 按下"充电"按钮，充电能量为300～360J（单相波），或120～200J（双相波）。

5. 充电完毕，检查并确定所有人员与患者身体、病床及与患者相连接的仪器设备无接触。

6. 按"放电"按钮，当观察到除颤器放电后再放开按钮。

7. 除颤后立即开始心脏按压，5次循环或2分钟再次评估患者，根据心电显示判断是否进行下一次除颤。

每做30次按压，需做2次人工呼吸，以后连续反复进行，5次循环或2分钟再次评估患者呼吸和循环，时间控制在10秒内。患者有自主呼吸和脉搏或医务人员赶到现场可停止胸外心脏按压，进入高级生命支持阶段。

如果是双人心肺复苏，两人可分别跪在患者的左侧和右侧，便于交替进行心脏按压和人工呼吸。心脏按压和人工呼吸交换位置、互换操作中断时间不能超过5秒。

三、心肺复苏术操作后评估

1. 有效指征：

（1）能扪及大动脉（股、颈动脉）搏动，血压维持在60mmHg以上。

（2）口唇、面色、甲床等颜色由发绀转为红润。

（3）室颤波由细小变为粗大，甚至恢复窦性心律。

（4）瞳孔随之缩小，有时可有对光反应。

（5）呼吸逐渐恢复。

（6）昏迷变浅，出现反射或挣扎。

2. 复苏成功后将患者头偏向一侧，进入下一步的生命支持。

3. 检查有无复苏并发症。

四、心肺复苏术操作后处理

操作完毕关闭除颤仪电源，复原按钮，清理电极板，按规定位置准确摆放，正确书写除颤记录。

第3节 心肺复苏新进展

一、2020年AHA心肺复苏与心血管急救指南

2020年AHA心肺复苏与心血管急救指南（emergency cardiovascular care，ECC）对成

人BLS的建议，主要新变化包括：

（一）强化流程图和视觉辅助工具，为BLS和ALS复苏场景提供易于记忆的指导

流程图及其他实施辅助工具的主要更改包括：

院内心脏骤停（in-hospital cardiac arrest，IHCA）和院外心脏骤停（out-of-hospital sudden cardiac arrest，OHCA）生存链添加第6个环节"康复"（图11-1）。

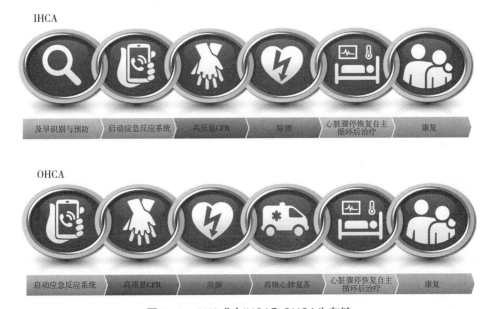

图11-1　AHA成人IHCA和OHCA生存链

1. 修改通用成人心脏骤停流程图，强调早期肾上腺素给药对不可电击心律患者的作用（图11-2）。

2. 针对非专业施救者和经过培训的施救者，新增2个阿片类药物相关紧急情况流程图（图11-3和图11-4）。

（二）再次强调非专业施救者尽早启动CPR的重要性

2020（更新）：我们建议非专业人员对可能的心脏骤停患者实施CPR，因为如果患者未处于心脏骤停状态，这样做对患者造成伤害的风险也较低。

2010（旧）：如果成人猝倒或无反应患者呼吸不正常，非专业施救者不应检查脉搏，而应假定存在心脏骤停。医务人员应在不超过10秒时间内检查脉搏，如在该时间内并未明确触摸到脉搏，施救者应开始胸外按压。

（三）再次确认先前有关肾上腺素给药的建议，重点突出早期肾上腺素给药

2020年（无变化/再次确认）：关于给药时间，对于不可电击心律的心脏骤停，尽早

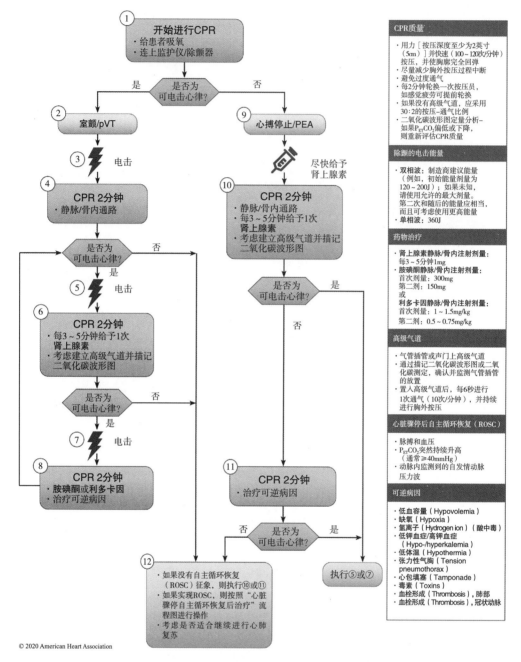

图11-2 成人心脏骤停流程图

给予肾上腺素是合理的。

2010年（无变化/再次确认）：关于给药时间，对于可电击心律的心脏骤停，在最初数次除颤尝试失败后给予肾上腺素是合理的。

（四）建议利用实时视听反馈作为保持CPR质量的方法

2020年（无变化/再次确认）：可在CPR中使用视听反馈装置，以达到实时优化CPR

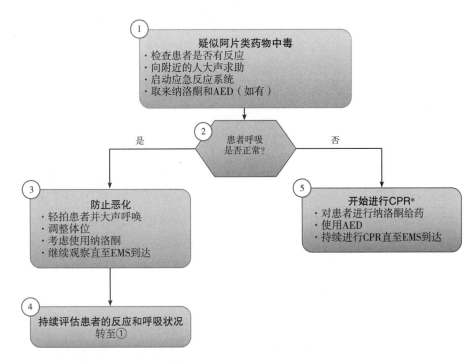

图 11-3　针对非专业急救人员的阿片类药物相关急救流程图

效果。

（五）根据最新证据，不建议常规使用双重连续除颤

2020（新）：尚未确定双重连续除颤对顽固性可电击心律的有效性。

二、2022年心肺复苏与心血管急救科学和治疗建议国际共识

（一）被动通气技术

共识推荐：不建议在心肺复苏过程中常规使用被动通气（passive ventilation，PV）技术（弱推荐，证据确定性极低）。

PV是指在胸外按压过程中经人工气道（如口咽通气管道或其他特殊通气道）或非再吸入型面罩持续给予高流量氧气，借助胸外按压产生的正、负胸腔内压力使气体进出，以达到近似自然通气的状态，不同于经球囊面罩或机械装置给予的正压通气。

PV可能是间歇性正压通气（intermittent positive-pressure ventilation，IPPV）的一种替代方法。它可以缩短高级气道管理的中断，并可能克服IPPV的潜在危害（胸内压增加导致静脉回流减少，冠状动脉灌注压降低，然后增加肺血管阻力）。

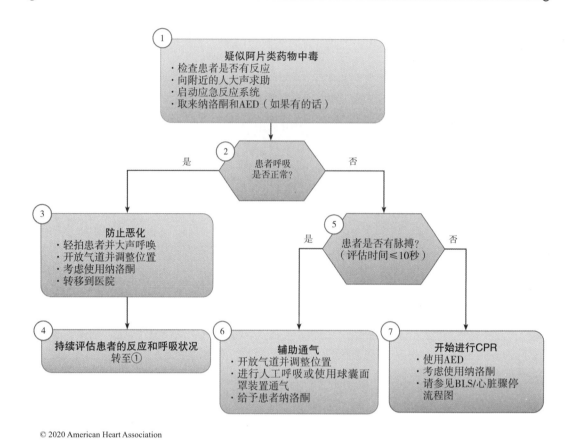

© 2020 American Heart Association

图11-4 针对医务人员的阿片类药物相关紧急情况流程图

（二）尽量减少胸部按压中断

共识推荐：①建议将监测CPR按压分数（按压时间/心肺复苏时间，按压占心肺复苏总时长的比例）和围除颤期胸外按压中断（时间和频次）纳入全面提高心脏骤停救治质量的复苏体系，以确保高质量的心肺复苏和治疗（弱推荐，证据确定性极低）。②尽量保证心脏骤停期间的按压分数≥60%（弱推荐，证据确定性极低）。③尽量缩短除颤前、后胸外按压中断的时间（弱推荐，证据确定性极低）。

（三）运输过程中的心肺复苏

共识推荐：①建议施救者在现场进行心肺复苏，不建议复苏过程中进行转运，除非有必须转运的指征，例如需将患者转运回院内进行体外膜肺氧合（弱推荐，证据确定性低）。②考虑转运过程中人工心肺复苏的质量可能会降低，建议紧急医疗救援人员在转运过程中提供高质量的心肺复苏（强烈推荐，证据确定性低）。③由于在复苏过程中转运会增加施救者受伤的风险，建议急救医疗救援系统充分评估该风险，并在切实可行的情况下，采取降低风险的措施（良好实践声明）。

（四）溺水时的心肺复苏

共识推荐：①建议非专业救援人员为溺水致心脏骤停的患者进行复苏时，采用按压优先的策略，即胸外按压–开放气道–人工呼吸（C-A-B）（良好实践声明）。②建议专业救援人员和溺水急救人员（如救生员）采用通气优先的策略，即开放气道–人工呼吸–胸外按压（A-B-C）（良好实践声明）。

对于溺水患者，尽早通气快速扭转缺氧，既可防止患者从呼吸骤停发展到心脏骤停，也可通过纠正潜在的致病因素以增加自主循环恢复（return of spontaneous circulation，ROSC）的可能性。

参考文献

[1] 隽兆龙, 张蕊. 麻醉技能学[M]. 第1版. 北京: 人民卫生出版社, 2019.

[2] 姜保国, 陈红. 中国医学生临床技能操作指南[M]. 第3版. 北京: 人民卫生出版社, 2020.

[3] 赵玉沛, 陈孝平. 外科学[M]. 第3版. 北京: 人民卫生出版社, 2015.

[4] 陈孝平, 汪建平, 赵继宗[M]. 第9版. 北京: 人民卫生出版社, 2018.

[5] Raina M Merchant, Alexis A Topjian, Ashish R Panchal, Adam Cheng, Khalid Aziz, Katherine M Berg, Eric J Lavonas, David J Magid; Adult Basic and Advanced Life Support, Pediatric Basic and Advanced Life Support, Neonatal Life Support, Resuscitation Education Science, and Systems of Care Writing Groups. 2020 American Heart Association Guidelines for Cardiopulmonary Resuscitation and Emergency Cardiovascular Care [J]. Circulation, 2020 Oct 20; 142(16_suppl_2): S337–S357. Epub 2020 Oct 21. PMID: 33081530DOI: 10.1161/ CIR. 0000000000000918.

苗壮

第二部分

小儿篇

第1章　小儿气管内插管术

第1节　相关基础知识

一、头、颈

婴幼儿头大颈短，颈部肌肉发育不全，易发生上呼吸道梗阻，即使施行椎管内麻醉，如果体位不当也可引发呼吸道阻塞。

二、鼻

鼻孔较狭窄，是6个月内小儿的主要呼吸通道，分泌物、黏膜水肿、血液或者不适宜的面罩容易导致鼻道阻塞，出现上呼吸道梗阻。

三、舌、咽

口小舌大，咽部相对狭小及垂直，易患增殖体肥大和扁桃体炎。

四、喉

新生儿、婴儿喉头位置较高，声门位于颈3～4平面，气管插管时可压喉头以便暴露喉部。婴儿会厌长而硬，呈U型，且向前移位，挡住视线，造成声门显露困难，通常用直喉镜片将会厌挑起易暴露声门。由于小儿喉腔狭小，呈漏斗形（最狭窄的部位在环状软骨水平，即声门下区），软骨柔软，声带及黏膜柔嫩，易发生喉水肿。当导管通过声门遇有阻力时，不能过度用力，而应改用细一号导管，以免损伤气管，导致气道狭窄。

五、气管

新生儿总气管长度4～5cm，内径4～5mm，气管长度随身高增加而增长。气管分叉位置较高，新生儿位于第3～4胸椎（成人在第5胸椎下缘）。3岁以下小儿双侧主支气管与气管的成角基本相等，与成人相比，行气管内插管导管插入过深或异物进入时，进入左侧或右侧主支气管的概率接近。

六、肺

小儿肺组织发育尚未完善，新生儿肺泡数只相当于成人的8%，单位体重的肺泡表面积为成人的1/3，但其代谢率约为成人的2倍，因此新生儿呼吸储备有限。肺间质发育良好，血管组织丰富，毛细血管与淋巴组织间隙较成人宽，造成含气量少而含血多，所以易于感染，炎症也易蔓延，易引起间质性炎症，肺不张及肺炎。由于弹力组织发育较差，肺膨胀不够充分，易发生肺不张和肺气肿；早产儿由于肺发育不成熟，肺表面活性物质产生或释放不足，可引起广泛的肺泡萎陷和肺顺应性降低。

七、胸廓

小儿胸廓相对狭小呈桶状，骨及肌肉菲薄，肋间肌不发达，肋骨呈水平位。因此，吸气时胸廓扩张力小，呼吸主要靠膈肌上下运动，易受腹胀等因素影响。

八、纵隔

小儿纵隔在胸腔内占据较大空间，限制了吸气时肺脏的扩张，因此呼吸储备能力较差。纵隔周围组织柔软而疏松，富于弹性，当胸腔内有大量积液、气胸和肺不张时，易引起纵隔内器官（气管、心脏及大血管）的移位。

第2节　小儿气管内插管术的操作目的、适应证和禁忌证

一、操作目的

1.开放气道，保证有效的人工或机械通气。

2.保护气道，防止异物（胃内容物）误入呼吸道。

3.及时吸出气道内分泌物或血液，防止气道梗阻。

4.提供气管内给药（如急救药物或全身麻醉药）的途径。

二、适应证

1.自主呼吸突然停止者。

2.不能满足机体的通气和氧气供应需要而需机械通气者。

3.不能自主清除上呼吸道分泌物、胃内容物反流或出血随时有误吸可能者。

4.存在上呼吸道损伤、狭窄、阻塞等，影响正常通气者。

5. 中枢性或周围性呼吸衰竭者。

三、禁忌证

1. 喉头水肿、气道急性炎症、喉头黏膜下血肿、插管创伤引起的严重出血者；除非急救，禁忌气管内插管。

2. 咽喉部烧灼伤、肿瘤或异物存留者。

3. 动脉瘤压迫气管者。插管易造成动脉瘤损伤出血为相对禁忌证。

4. 下呼吸道分泌物潴留难以从插管内清除者。应行气管切开置管术。

5. 颈椎骨折、脱位者。

6. 呼吸道不全梗阻者有插管适应证，但禁忌快速诱导插管。

7. 有出血性血液病（如血友病、血小板减少性紫癜等）者。插管损伤易诱发喉头、声门或气管黏膜下出血或血肿，继发呼吸道急性梗阻，为相对禁忌证。

第3节　小儿气管内插管术的操作要点

一、操作流程

（一）插管前准备

插管前需检查喉镜、吸引器、氧气、心电血氧监测等是否能够正常使用，准备固定用胶布、牙垫、金属导丝、复苏球囊、面罩等，根据患儿体重、年龄等选择合适的镜片和气管导管。除窒息、心肺复苏须立即插管外，插管前还应尽力完成下列准备工作，以利安全插管，减少并发症：

1. 下胃管排空胃内容物。

2. 开放静脉，有条件时接好心电监护。

3. 为预防可能因插管而出现的反射性心动过缓，可预先静注阿托品0.01～0.02mg/kg，并酌情给予镇静剂。

（二）经鼻气管插管

1. 患儿仰卧，头略后仰，颈部平直，由助手扶持并固定。用复苏气囊、面罩"E-C法"加压给氧，改善全身缺氧状态。

2. 声门运动活跃者，用1%丁卡因咽部喷雾做表面麻醉（新生儿除外）。

3. 观察鼻腔有无堵塞。

4. 将气管导管用无菌注射用水或生理盐水湿润。

5. 由一侧鼻孔插入鼻腔，向鼻内侧方向旋转式推进，通过后鼻道直至口咽部。如遇阻力，切忌暴力插入，可适当改变头部前后位置；也可加用金属导丝改变导管曲度，使之顺利通过鼻腔。

6. 用示指拨开上下唇，左手持喉镜由口腔右侧放入，将舌推向左侧，使口、咽和气管轴成一直线，直接暴露声门，直视下经口腔用插管钳将导管插入声门下2~3cm（部分气管导管标有标示线）。新生儿、小婴儿喉位置靠前，助手可轻压环状软骨，以利声门暴露。小儿上呼吸道最狭窄处在环状软骨环，导管如果不能顺利通过声门下，不可粗暴用力，应换小一号导管重插。

7. 插管成功，立即用复苏器加压给氧，以改善缺氧状态，并借此检查插管位置是否正确。插管位置正确时双肺呼吸音对称，两侧胸廓运动对称一致。如双肺无呼吸音，腹部逐渐膨隆，仍能发声，示导管误入胃，须拔出重插，如左侧呼吸音明显减弱或消失，则导管插入过深，须在听诊呼吸音的同时略向外拔出。

8. 确定插管位量无误后，用胶布固定，并记录导管留在鼻外的长度。

9. 清理气道分泌物，有条件时应将吸出的第1管分泌物送细菌培养。

10. 约束患儿四肢、头，肩部用沙袋固定，尽可能保持头及躯干抬高15°~20°。

11. 根据病情连接呼吸机，机械通气或气囊给氧。

12. 拍胸片了解插管位置，导管末端应在气管隆嵴上1~2cm。

（三）经口气管插管

1. 患儿仰卧，头略后仰，颈部平直，使患儿口-咽-气管轴尽量成一直线。

2. 左手持喉镜，将镜片由舌和硬腭间放入，在中线位向前随咽的自然形状插入，一旦镜片尖达到舌的基底部，即入会厌软骨凹内（弯镜片），可看到会厌。

3. 用弯镜片时向前提起舌根可暴露声门，或将直镜片跨过会厌下方，直接上提会厌即可暴露声门。如果暴露不完全，可在环状软骨外压迫管。

4. 右手持装有导丝的导管（弯曲部向上）插入声门，判断并确认气管插管的正确位置。

5. 拔出导丝，放置牙垫，用胶布缠绕固定。

6. 其他同本节"经鼻气管插管"。

二、注意事项

1. 患儿严重发绀、心动过缓应停止操作，用复苏气囊、面罩"E-C法"加压给氧至症状缓解再行插管。

2. 待声门开放时（吸气时）将导管送入，不可用暴力插入。

3. 暴露声门时不要用力撬起，也不要以上牙龈或牙齿为支点。

4. 注意无菌操作。

5. 正确确认导管位置并记录，带套囊的气管导管应将套囊置于声带下。如判断困难，必要时可监测呼气末CO_2水平。

6. 及时更换浸湿的固定胶布。监测并记录生命指征。

7. 注意插管各时期的并发症：①插管时：舌、牙龈、会厌、声门、食管及喉损伤。②插管后：感染、肺不张、鼻翼坏死及因脱管、堵管致窒息。③拔管后：喉水肿、声带麻痹、喉狭窄（喉肉芽肿、声带纤维化）。

8. 怀疑颈椎损伤的患儿需用手做颈部固定，并保持正中位。

9. 不同年龄导管大小的选择：足月新生儿、小婴儿3mm或3.5mm；接近1岁4mm；1～2岁5mm。也可以通过目测选择，即选择外径与患儿小指粗细相仿的导管。2岁以上的患儿也可采用下列计算公式：导管内径（mm）=年龄（岁）/4+4（无套囊导管），导管内径（mm）=年龄（岁）/4+3（带套囊导管）。2岁以上的小儿导管插入合适深度的判断也可参考下述计算方法：插入深度（cm）=年龄（岁）/2+12或导管内径（mm）×3。

三、并发症及处理

1. 插管损伤：插管操作不规范，可致唇舌挤伤、牙齿脱落、后咽壁损伤、声带撕裂、颞下颌关节脱位等。

2. 气管导管误入食管：易引起无通气和胃充气的严重后果。确定导管在气管内再行通气。

3. 气管痉挛、心律失常：浅麻醉下行气管内插管可引起剧烈呛咳、喉头及支气管痉挛；心率增快及血压剧烈波动而导致心肌缺血，严重的迷走神经反射可导致心律失常，甚至心脏骤停。做好局部麻醉，操作轻柔、规范可减轻反应，并注意观察患者，一旦出现严重并发症应及时处理。

4. 呼吸道损伤：气管导管内径过小，可使呼吸阻力增加；导管内径过大，或质地过硬都容易损伤呼吸道黏膜。

5. 通气不良：导管插入太深可误入一侧支气管内（常发生在右侧），引起通气不足、缺氧或术后肺不张。导管插入太浅时，可因患者体位变动而意外脱出，导致严重意外发生。气管插管后应定期胸部摄片检查导管位置。

第4节　小儿气管内插管术的临床新进展

一、小儿气管导管类型

对于气管插管的患者，气道的可靠密封不仅与气管导管的管径相关，导管上套囊也有一定的帮助。过去在小儿气管导管套囊的选择上一直存在争议。传统认为，8岁以下小儿无须使用带套囊气管导管（cuffed endotracheal tubes，CETT）。一方面，在8岁以前，小儿气道呈圆锥状、环状且不可扩张的环状软骨是小儿气道最狭窄的部位，无套囊的气管导管（uncuffed endotracheal tubes，UCETT）能在环状软骨处密封气道，因此不必使用套囊；另一方面，小儿会厌和环状软骨的气道表面为疏松的网状结缔组织，CETT可能会导致喉部和气管黏膜的损伤，使拔管后喉水肿和拔管后喘鸣的发生率升高。

Wani等研究表明，小儿气道并不是圆锥状，更类似椭圆状，前后径大于左右径，且最狭窄处为声门开口下。DeMichele等研究表明，CETT经过改进，已可以安全用于小儿，并且可以更精确地监测呼吸力学，减少挥发性药物的消耗以降低麻醉成本，以及降低换管率等。Mhamane等报道了在患儿腹腔镜手术中，与UCETT比较，CETT可为患儿提供更好的气道密封和通气，减少导管位移，具有更好的通气效果。Thomas等对儿科重症监护室内需要气管插管的3个月以内婴儿进行了随机对照研究，结果表明，与应用UCETT比较，应用CETT降低了患儿的再插管率和肺不张发生率。Chambers等研究表明，在标准化机械通气时，与应用UCETT的患儿比较，应用CETT者漏气量更低、通气参数更稳定，插管后不良反应（如咽痛、声音嘶哑等）发生率也更低。美国心脏协会（American Heart Association，AHA）和国际复苏委员会等官方机构在2005年《小儿复苏指南》中指出，小儿气管插管使用CETT已成为UCETT的替代选择。Chen等通过Meta分析表明，与UCETT比较，应用CETT的患儿换管率更低，但两组患儿拔管后喉痉挛和喘鸣等相关并发症的发生率未见明显差异，提示CETT可能是患儿的最佳选择。目前，小儿气管导管的选择更倾向于CETT。需要注意的是，套囊的设计仍需进一步改进，以更加符合小儿气管插管的需求。

二、小儿气管导管型号

气管导管型号选择不恰当可能会给患儿造成不必要的损伤。使用内径过大的导管容易导致患者气管黏膜灌注减少和水肿，可能导致软骨损伤、拔管后喘鸣、声门下狭窄等。导管内径较小会使气流阻力增高、增加患者误吸、通气不足等风险。

（一）基于年龄指导气管导管型号

目前，临床上大多采用1957年提出的Cole公式计算气管导管内径：内径（mm）=年龄/4+4。但是，Cole公式是针对UCETT提出的公式，并未考虑套囊对气管导管外径的影响。因此Cole公式预测最佳气管导管内径的能力差。随着临床上CETT使用增加以及套囊设计的变化，已有新的预测公式被提出。使用CETT时，Manimalethu等提出的内径（mm）=年龄/4+3.5在预测最佳气管导管内径能力上更佳。

（二）基于体表标志指导气管导管型号

Ritchie Mclean等研究表明，小儿气管导管内径与中指长度之间存在线性关系，即内径（mm）=中指长度（cm）+0.5，在指导UCETT内径选择上具有价值。Kim等研究表明，超声测量桡骨远端骨骺横径可以很好地预测导管内径，两者关系可简化为：内径（mm）=［29.5+桡骨远端骨骺横径（mm）］/8。此外，Chen等对先天性心脏病患儿的CT扫描图像进行回顾性分析表明，与年龄、体重和性别相比，身高预测导管内径最为有效，通过回归分析得出：内径（mm）=2+［身高（cm）/30］。

（三）基于超声指导气管导管型号

随着对小儿气道的进一步研究以及超声在临床应用的普及，超声开始用于指导小儿气管导管内径选择，通过超声测量气管直径可以指导气管导管内径的选择。Altun等研究表明，与基于年龄和身高的公式比较，超声测量声门下横径是确定气管插管尺寸更优的方法。Pilai等研究表明，对于先天性心脏病的患儿，基于年龄预测公式算出的导管尺寸偏小，使用超声测量声门下直径值来指导气管导管大小的选择是一种安全、准确的方法。此外，环状软骨是一个完整的、相对坚硬的软骨环，作为气管导管内径的限制因素，是选择最佳气管导管内径的预测因素。Kayashima等研究表明，患有唐氏综合征的患儿发育迟缓，比同龄小儿气管内径更小，基于年龄的预测方式所得结果明显过大，超声测量环状软骨直径指导气管导管内径选择似乎是一种更合适的方法。Hao等研究表明，对于接受脊柱侧弯手术的患儿，椎体侧弯可引起主支气管的移位，超声测量环状软骨直径在指导最佳气管导管内径选择上具有明显优势（颈椎侧弯r=0.83；胸椎侧弯r=0.93；腰椎侧弯r=0.94）。但是，Bae等指出，虽然与年龄预测公式比较，超声指导是选择气管导管内径的一种更有效的手段，但是成功率并不高，这可能与超声检查本身的局限性、操作员的经验以及气管导管外径影响等因素相关。

需要注意的是，虽然预测气管导管内径方法很多，但最佳导管尺寸的选择通常与喉部尺寸的变化、先天性异常、喉及气管的病理改变、喉部松弛程度等多种因素相关，仍是临床面临的难题。作为临床医生，个体化的选择预测方法是必要的，同时为了保证气管插管安全，最好分别准备一个比预期更小和更大的气管导管。

三、小儿气管导管置入深度

正确放置气管导管对患儿至关重要。理想的气管导管尖端的位置应在气管中段。导管插管过深会导致严重并发症，如支气管内插管、气压创伤和肺不张，插管过浅可能会导致声带损伤和导管意外脱出。

胸部X线片和纤维支气管镜检查是确定气管导管深度的金标准。考虑到经济因素、辐射暴露、医护人员需要专门的技术培训，限制了在临床上的应用。目前，临床上普遍应用PALS预测公式指导小儿气管导管的置入深度：对于1岁以上的患儿，经口插管长度（cm）=年龄/2+12，经鼻插管长度（cm）=年龄/2+15。但是，基于年龄的预测公式并没有考虑相似年龄患儿的个体差异，应用此公式指导插管深度时，导管放置位置的错位率较高。此外，术中体位、头颈部弯曲、气腹等因素可能导致气管导管移位，增加导管位置的错位率。临床医生常应用听诊和目测胸廓抬高判断插管位置。Ramsingh等研究表明，听诊在判断支气管内插管的敏感性和特异性分别仅有66%和59%，这可能是由于通气侧肺的呼吸音会向非通气侧肺组织传导，以及高噪声环境和某些病理条件（如血气胸）对听诊造成干扰等所致。除此之外，"气管触诊法"指导气管导管放置深度也具有一定价值，即在插管过程中，麻醉医生缓慢推进气管导管。当在胸骨上切迹处触摸到气管导管尖端时，记录导管置入深度并固定，该方法不需要特殊设备，仅需几秒钟即可完成，并可用于确定气管导管放置的深度。

超声不仅在指导气管导管型号的选择上有意义，在指导气管导管置入深度方面也具有价值。由于气管及导管中的气体干扰，套囊与导管尖端不能在超声图像上直接显影，超声主要通过观察双侧胸膜滑动（肺滑行征）确定导管位置。Ahn等研究表明，对于2岁以下的患儿，与听诊比较，超声观察肺滑行征在确定气管插管的深度时准确性更高。此外，闫学美等研究表明，向气管导管的套囊里注入生理盐水取代空气，利用超声在胸骨上切迹处定位充满盐水的套囊位置可作为确定小儿CETT正确插入深度，是一种准确、快速的方法。

此外，CT在指导气管导管置入深度方面也具有价值，Lee等研究表明，基于颈部CT图像采用线性回归可得出合适的公式来指导气管导管置入深度：合适的管深（cm）=5.5+0.5×体重（kg）（<1岁），合适的管深（cm）=3.0+0.1×身高（cm）（>1岁）。

对于新生儿，Peterson等提出的"7-8-9公式"〔即体重1kg插管深度7cm，体重2kg插管深度8cm，体重3kg插管深度9cm；插管深度（cm）=体重（kg）+6〕得到了美国儿科学会/美国心脏协会新生儿复苏教科书的认可。进一步研究表明，"7-8-9公式"适用于体重>750g的新生儿气管插管，对于体重＜750g的新生儿并不适用。第7版《新生儿复

表1-1　不同年龄或体重小儿气管导管的选择及置入深度

年龄或体重	气管导管内径ID（mm）	经口深度（cm）	经鼻深度（cm）
≤1.0kg	2.5	6	8
~2.0kg	2.5~3.0	7	9
~3.0kg	3.0~3.5	8	10
>3.0kg	3.5~4.0	9	10
~6个月	3.5~4.0	10	11
~1岁	4.0	12	14
~3岁	4.5	14	16
~6岁	5.0~5.5	15~16	18
~12岁	6.0~6.5	17~18	20
>12岁	6.5~7.0	20	22

苏计划》建议使用"基于胎龄确定气管插管置入深度表"或"鼻中隔耳屏距离（nasal-tragus length，NTL）+1cm"来确定插管深度。然而，Priyadarshi等通过胸部X线片评价新生儿基于体重、胎龄及NTL+1cm等方式，结果表明，目前推荐的方法都不能准确预测新生儿的最佳气管插管深度，迫切需要新的床旁模式（如超声）来指导新生儿气管导管置入深度。

不同年龄或体重小儿气管导管的选择及置入深度见表1-1。

参考文献

[1] 杨丽芳, 张建敏, 张马忠. 儿科麻醉学[M]. 第6版. 北京: 中国科学技术出版社, 2022.

[2] 张励才. 麻醉解剖学[M]. 第4版. 北京: 人民卫生出版社, 2016.

[3] 崔慧先, 李瑞锡. 局部解剖学[M]. 第9版. 北京: 人民卫生出版社, 2018.

[4] 邓小明, 姚尚龙, 于布为, 等. 现代麻醉学[M]. 第5版. 北京: 人民卫生出版社, 2020.

[5] 邓小明, 黄宇光, 李文志. 米勒麻醉学[M]. 第9版. 北京: 北京大学医学出版社, 2021.

[6] 陈翔, 吴静. 湘雅临床技能培训教程[M]. 第2版. 北京: 高等教育出版社, 2019.

[7] 中华医学会麻醉学分会. 中国麻醉学指南与专家共识[M]. 2020版. 北京: 人民卫生出版社, 2022.

管小红　牟应桥

第2章　小儿单肺通气技术

单肺通气（one-lung ventilation，OLV）指胸科手术患者只利用一侧肺（非手术侧）进行通气的方法。

第1节　相关基础知识

一、小儿解剖结构特点

1. 头大颈短、口小舌大、喉头位置高、气管支气管较成人明显狭小，气道阻力增高。

2. 气管软骨柔软，弹性缺乏，支撑作用差，阻塞通气。

3. 呼吸道黏膜柔嫩，血管极为丰富，易发生充血肿胀引起呼吸道狭窄，造成呼吸困难。

4. 肺弹性纤维发育不全，肺内含血量丰富，而含气量相对较少，胸廓活动范围小，肺不能充分扩张，影响通气和换气，术中易发生缺氧和CO_2潴留。

二、小儿单肺通气解剖结构

1. 左支气管直径小于右侧，左支气管插管型号应选择较右侧小半号。

2. 左支气管开口较隆突的距离是右侧的3倍，调整左支气管插管或支气管阻塞导管相对容易。

3. 儿童右肺上叶开口距离隆突距离较近，支气管插管过深易阻塞右肺上叶开口，过浅易发生移位进入主气道。

三、小儿单肺通气期间生理变化

1. 侧卧位对小儿肺功能的影响

婴幼儿胸廓较软，术中处于侧卧位时，下侧肺易受压，其功能残气量接近残留量，使得非手术肺即使在潮气呼吸期间也可能发生气道闭合。OLV期间，缺氧性肺血管收缩有利于改善肺通气/灌注（V/Q）。但婴幼儿手术肺与非手术肺之间的静水压力梯度小，使重新分配至非手术肺的肺血流减少，导致V/Q失调。而且婴幼儿肺泡数量相对较少，代谢较旺盛，其对氧气的需求较高，更容易发生低氧血症。

2. 低氧性肺血管收缩

低氧性肺血管收缩（hypoxic pulmonary vasoconstriction，HPV）是指肺泡氧分压下降后机体自身肺血管收缩、肺血管阻力增加的一种保护性代偿反应。

HPV表现为肺泡低氧区域肺血管收缩致使肺动脉压力升高、血流减少，这样使得血液流向通气良好的区域。HPV可使V/Q失调减轻，肺内分流减少，因此单肺通气时HPV在减少萎陷肺血流中起到重要作用。HPV有两个阶段，最初（几分钟）快速发生，然后（几小时）缓慢增加。所有的吸入麻醉药均能抑制HPV，增加肺内分流，与恩氟烷和氟烷相比，异氟烷、地氟烷、七氟烷对HPV的抑制作用弱，临床在≤1MAC时，其作用与静脉麻醉药相似。静脉麻醉药与阿片类麻醉镇痛药对HPV几乎无影响。

3. 心输出量减少

开胸后胸腔负压消失，回心血量减少，手术操作压迫，低血容量、心律失常等因素均使心输出量减少，从而影响V/Q。因此，有时术中低氧血症的原因可能是循环因素。

第2节　小儿单肺通气技术的操作目的、适应证与禁忌证

一、小儿单肺通气的目的

隔离患侧肺，防止液性分泌物流入健侧，方便手术操作。

二、小儿单肺通气的适应证

（一）绝对适应证

1. 必须使用单肺通气形成两侧肺完全的肺隔绝状态以免手术中发生可能威胁生命的并发症；侧重考虑对健侧肺的保护和有效通气的支持。

2. 避免感染性分泌物、血液或血块污染阻塞健侧支气管和肺。

3. 控制通气分布，包括支气管胸膜瘘、支气管胸膜皮肤瘘、单侧巨大囊肿或肺大疱、气管支气管破裂、手术开放较大气道和因一侧肺疾患引起危及生命的低氧血症。

4. 单侧支气管肺灌洗术。

（二）相对适应证

1. 为更好显露手术视野而必要时使用单肺通气形成的肺隔离状态。

2. 为了便于手术暴露，如腋下切口体外循环手术、动脉导管未闭结扎手术。

3.胸腔镜下（包括达芬奇机器人）下非肺脏手术，膈疝、纵隔肿物等手术。

三、小儿单肺通气的禁忌证

肺隔离无绝对禁忌证。临床实践中行双腔支气管导管插管时，应注意防止各种损伤。

第3节　小儿单肺通气技术的操作流程

单腔支气管导管（single-lumen endobronchial tube，SLT）、双腔支气管导管（Double-lumen bronchial catheter，DLT）及支气管阻塞导管为小儿OLV的3种基本方法。各有优缺点，可根据不同年龄和需求灵活选用。

一、小儿单肺通气导管的选择（表2-1）

表2-1　小儿单肺通气导管的选择

年龄（岁）	OLV气道装置选择
<2月	选择性支气管插管
2月~2岁	气管导管外联合支气管阻塞导管（5F）
2岁~6岁	气管导管联合支气管阻塞导管（5F）
6~10岁	气管导管内联合支气管阻塞导管（7F）
	Univent管（3.5号）
>10岁	气管导管联合支气管阻塞导管（7F、9F）
	Univent管
	双腔支气管导管（26F或更粗）

二、单腔支气管导管

SLT是小儿单肺通气最早的使用方法，使用比正常小半号或一号的单腔气管导管插入健侧主支气管，使得患侧肺萎缩。右侧支气管插管时应注意不能插得过深导致右上叶无法通气。导管侧壁有Murphy孔可对准右上叶进行通气。左支气管插管时，导管进入声门后旋转180°，同时患者头向右旋转。

目前SLT主要应用在新生儿、气道解剖异常患儿（气管型支气管）及小儿急救。

三、双腔支气管导管

DLT在成人应用非常广泛，但由于管径相对较粗，限制了在小儿中的应用。最小型号的DLT为26F，外径为8.7～9.3mm，相当于用6.5号气管插管，因此只能用于8～10岁以上儿童。

（一）DLT优点

1. 利于对双肺进行吸引、通气，行支气管镜检查。

2. 有效肺隔离。

3. 能够快速从单肺通气转到双肺通气。

（二）DLT缺点

解剖变异时导管不能发挥良好隔离作用，尺寸较大时可能发生声门或气管损伤。

（三）DLT导管选择

1. 左/右侧导管原则上右侧胸内手术应选择左侧导管，左侧胸内手术应选择右侧导管。由于置入右侧导管后顾虑其侧孔与右上肺叶支气管开口不易准确对位，影响右侧单肺通气时的肺泡通气面积，因此当左侧胸内手术不涉及左支气管部位时也可以选用左侧导管。

2. 导管型号

理想DLT以能顺利插入目标支气管内最大型号的DLT为原则，所谓合适需同时满足以下3个条件：

（1）双腔支气管导管能够顺利插入，支气管端能正确到达目标支气管。

（2）气管套囊内注气2～6mL后套囊内压力＜25cmH$_2$O，正压通气时气道峰压达30cmH$_2$O时无漏气现象。

（3）支气管套内注气1～3mL后套囊内压力＜20cmH$_2$O，正压通气时气道峰压达30cmH$_2$O时两肺隔离良好。

双腔管与单腔管对应的型号选择见表2-2。

表2-2　双腔管与单腔管对应的型号选择

双腔管型号（Fr）	双腔管OD（mm）	单腔管ID（mm）	单腔管OD（mm）
26	8.7	6.5	8.9
28	9.3	7.0	9.5
32	10.7	8.0	10.8
35	11.7	8.5	11.4

（四）DLT插管方法

与气管内插管方法基本相似。喉镜暴露声门后，导管的支气管端向上插入声门，支气管套囊经过声门后，拔除导管导芯，左侧双腔支气管导管逆时针旋转90°，右侧双腔支气管导管顺时针旋转90°，推进导管至预计深度插管即初步完成。

DLT导管管端定位：支气管镜定位最可靠的方法。

四、支气管堵塞器

支气管堵塞器是将带套囊的支气管阻塞导管经气管导管置入一侧支气管（左或右），然后套囊充气封闭支气管，达到肺隔离的目的。目前，可以采用的导管有Univent导管和支气管阻塞导管。

（一）Univent导管结构

是硅胶材质的单腔气管导管，管壁有凹槽，凹槽内有一空腔为支气管阻塞导管通过，支气管阻塞导管空腔直径为2.0mm，其远端有一个套囊，充气后发挥支气管阻塞作用。其伸出主导管末端有两个开口，一个为充气套囊接口，另一个可供氧和高频通气，并能进行吸引。外伸出导管有固定帽，当可移动支气管导管进入支气管后，套囊充气固定于正确部位。

1. Univent导管适用年龄

由于阻塞器和导管成一体，因此导管的外径显著大于同型号的单腔管。最小Univent导管内径是3.5mm，相当于ID 5.5～6.0mm单腔管外径，适用于6岁以上儿童。

2. Univent导管优点

（1）插管方法简便。

（2）支气管阻塞导管可供氧及进行高频通气和分泌物吸引。

（3）术后机械通气不需要换管，将阻塞器退到凹槽空腔内即可。

（4）双肺通气转换到单肺通气，只需套囊充气即可。

3. Univent导管缺点

吸引分泌物能力有限，因此不宜用于湿肺、肺脓肿及支气管扩张、大咯血的患者。

4. Univent导管操作方法

Univent导管的插管方法与普通单腔气管导管相同，暴露声门后，支气管堵塞器侧孔朝上将Univent导管送入声门下，导管插入的深度与普通气管导管相同，听诊确认双侧呼吸音并见双侧胸廓起伏后正常通气，然后再操作Univent导管的支气管堵塞器。如果是拟封堵左侧支气管，将堵塞器逆时针旋转90°，拟封堵右侧支气管则将堵塞器顺时针旋转90°。因导管有一定的硬度，可轻轻向下插入，遇到阻力后即停止，然后套囊充气后听诊确认肺隔离效果，必要时可在支气管镜辅助下将支气管堵塞器送入相应的支气管内。

（二）支气管阻塞导管

是一种将支气管堵塞套囊通过单腔气管导管送入支气管实现肺隔离的技术。

1. 支气管阻塞导管种类

目前可用的支气管阻塞导管有2种，Arndt支气管阻塞器和Coopdech支气管阻塞导管，国产多类似于后者。

（1）Arndt支气管阻塞器：包含有引导尼龙丝的支气管阻塞器和多孔的气道连接器。在放入气管导管后，经连接器的阻塞孔放入支气管阻塞器，通过引导尼龙丝形成的环将纤维支气管镜放入气管或支气管内，将阻塞器末端的尼龙环套在纤维支气管镜前端，在纤维支气管镜的牵引下将阻塞器送入目标支气管。一旦支气管阻塞器的套囊位于支气管内，则拔出纤维支气管镜，再将套囊充气。

（2）Coopdech支气管阻塞导管：与Arndt支气管阻塞器相比，该导管的置入比较方便，无引导尼龙丝装置，导管远端成135°弯曲，操作者可通过旋转导管外部即可将支气管阻塞导管精准放置于目标支气管内。

2. 支气管阻塞导管操作方法

支气管阻塞导管置入分为管内和管外2种途径。

（1）管内途径放置支气管阻塞导管：先插入气管导管至主气道，在通过气管导管插入支气管阻塞导管到目标支气管。儿童导管管内使用支气管阻塞导管仅限于3岁以上儿童，因为应用最细2.2mm纤支镜与5F支气管阻塞导管至少需要4.5mm内径气管插管。

（2）管外途径放置支气管阻塞导管：先插入支气管阻塞导管到目标支气管，再插入气管导管至主气道。2岁以下小儿使用支气管阻塞导管进行单肺通气时，只能使用管外技术。5F支气管阻塞导管和3.0mm内径气管插管可用于2个月以上婴幼儿。

第4节　小儿单肺通气技术的围术期管理

一、麻醉药物的选择

在OLV中，没有一种麻醉药物是非常理想的。多数静脉麻醉药对机体的HPV没有影响。卤族吸入麻醉药不同程度上具有HPV抑制作用，当吸入性麻醉药物的浓度高于其半数有效量时会影响到HPV，并且其抑制程度与其浓度成正比。麻醉药物与单肺通气时HPV及低氧血症的关系还有待于深入研究。目前还尚无增加HPV的方法，比较一致的观点是尽可能避免使用影响缺氧性肺血管收缩的麻醉药物。

二、通气模式的选择

容量控制通气（volume control ventilation，VCV）为目前儿童麻醉期间常用的机械通气模式。它通过逐渐增加通气量和气道压力来进行通气。在麻醉期间应用肺保护性通气策略下的VCV通气模式，可确保稳定和准确的通气量，但通气时气道压力随着气道阻力增加而增加。通气侧肺泡内压力增大，肺血流阻力增加，导致通气侧血液向患侧转移，从而使肺内分流率增加，动脉血氧分压下降，并有导致气压伤的可能。压力控制通气（pressure control ventilation，PCV）能够有效控制患者气道内的压力，但不能保证潮气量，可能造成通气不足或通气过度。压力控制通气-容量保证（pressure-controlled ventilation-volume guaranteed，PCV-VG）通气模式也称为压力调节容量控制（pressure regulated volume control，PRVC）模式，是一种新的机械通气模式，它采用减速流量和恒定压力。PCV-VG通气模式能够允许麻醉机通过最小化气道压力来减少肺损伤，以响应肺顺应性的变化，同时确保预定的最小通气量。这种通气模式下的呼吸机参数会随着患者的呼吸而自动改变，在不增加气道压力的情况下提供目标潮气量，还可以补偿VCV潮气量顺应性的变化。它使肺内气体分布更加均匀，增加肺泡的有效通气，降低气道压力。PCV-VG通气模式作为一种新的通气模式，兼具PCV和VCV的优点，既能保持分钟通气量，又能降低气压伤发生率。

三、呼吸参数的调节

单肺通气应维持足够的潮气量和较快的呼吸频率，可采取增加呼吸机的呼吸频率、适当减少潮气量、增加吸气时间等措施；使用小潮气量联合呼气末正压（positive end-expiratory pressure，PEEP）的肺保护性通气可能有助于减轻围术期急性肺损伤，但应避免过度通气抑制无通气肺的HPV。单肺通气时是否吸入高浓度氧，仍存在争议。吸入氧浓度增加可以使非手术肺的血管扩张，从此意义上讲对减少非通气肺的分流具有好处，但吸入高浓度氧的同时可发生吸收性肺不张。定期取动脉血样进行血气分析是了解患者氧合状态最精确的方法。

四、通气肺加呼气终末正压

单肺通气时通气的下肺容量往往降低，造成分流量增加，采用PEEP可防止肺泡萎缩，增加呼气末肺泡的容积，改善V/Q，使肺容量恢复。但通气肺加用PEEP可使肺泡内压增加，压迫肺泡内毛细血管，增加肺毛细血管阻力，使血流向非通气肺转移而增加分流。而对于动脉血氧分压（PaO_2）较低或下降较多者，低水平的PEEP可增加呼气末的肺泡容积，改善肺的功能残气量，防止肺泡的萎陷，增加氧合时间，使PaO_2有所提高。儿童肺保护性通气中最佳PEEP水平是个体化的，最佳PEEP值仍然存在争议，但对其在保护性通气中预防肺损伤的作用已达成共识。

第5节　小儿单肺通气技术在临床上的应用

目前单肺通气在临床上的应用主要注意两个问题，一是低氧血症的发生，二是非通气侧肺萎陷及通气侧肺正压通气所致的肺损伤。在麻醉处理上要尽可能减少非通气侧肺血流以减少肺内分流，降低低氧血症的发生率；另外，单肺通气时要采用保护性肺通气策略，减轻对通气侧和非通气侧肺的损伤。

一、低氧血症的发生原因

单肺通气时低氧血症最主要的原因是肺隔离的机械因素即双腔支气管导管或支气管阻塞导管的位置不当，其次为单肺通气所致的V/Q失调以及通气肺的病变不能耐受单肺通气。

二、低氧血症的处理治疗

1. 首先排除双腔支气管导管或支气管阻塞导管位置不当，可在支气管镜明视下调整到位。当呼吸被血液、分泌物或组织碎屑堵塞时，则应及时吸引清理呼吸道，以保持呼吸道通畅。

2. 应维持足够的分钟通气量。

3. 对萎陷肺采用间歇膨胀，或持续正压通气（continuous positive airway pressure，CPAP）（<5cmH$_2$O）可有效改善氧合。

4. 良好的肌松使通气侧肺、胸廓顺应性增大，防止通气侧肺内压、气道压过高使血流减少。

5. 增加F$_i$O$_2$（甚至纯氧）可提高通气侧肺动脉血氧分压使肺血管扩张。

6. 避免使用影响缺氧性肺血管收缩的血管活性药物。

对上述方法不能奏效的低氧血症，采用纯氧短暂双肺通气可迅速纠正低氧血症。

参考文献

[1] 王天龙, 刘进, 熊利泽. 摩根临床麻醉学[M]. 第6版. 北京: 北京大学医学出版社, 2020.

[2] 邓小明, 姚尚龙, 于布为, 等. 现代麻醉学[M]. 第5版. 北京: 人民卫生出版社, 2020.

[3] 郭曲练, 姚尚龙. 临床麻醉学[M]. 第4版. 北京: 人民卫生出版社, 2016.

[4] 邓小明, 黄宇光, 李文志. 米勒麻醉学[M]. 第9版. 北京: 北京大学医学出版社, 2021.

李宝龙　李玲

第3章　小儿（支）气管镜诊疗镇静/麻醉

第1节　相关基础知识

（支）气管镜诊疗镇静/麻醉是指麻醉医生在密切监控患者呼吸、循环状态下，通过应用适当的镇静药和（或）麻醉性镇痛药等药物以及维持呼吸等技术，使患者达到一定镇静或麻醉状态的一项麻醉技术。

第2节　小儿（支）气管镜诊疗镇静/麻醉的操作目的

（支）气管镜诊疗镇静/麻醉的目的是消除或减轻患者的焦虑和不适，从而增强患者对于该内镜操作的耐受性、满意度与依从性，并最大限度地降低其在（支）气管镜操作过程中发生损伤和意外的风险，为（支）气管镜操作提供最佳的诊疗条件。

第3节　小儿（支）气管镜诊疗镇静/麻醉的适应证和禁忌证

一、适应证

1. 所有因（支）气管镜诊疗需要并愿意接受镇静/麻醉的患者。所有小儿患者基本都不能在清醒状态下配合，均需要在镇静/麻醉下行（支）气管镜诊疗。

2. 一般情况良好，ASA Ⅰ级或Ⅱ级患者。

3. 处于稳定状态的ASA Ⅲ级或Ⅳ级患者，应在密切监测下实施。

二、禁忌证

1. 有常规（支）气管镜操作禁忌者，严重肝肾功能和止血功能障碍以及饱胃或胃肠道梗阻伴有胃内容物潴留者。

2. 未得到适当控制的可能威胁生命的循环与呼吸系统疾病，如循环不稳定的先天性心脏病、哮喘急性发作等。

3. ASA V 级的患者。

4. 无监护人者。

5. 有镇静/麻醉药物过敏史及其他麻醉风险极高者。

第4节　小儿（支）气管镜诊疗镇静/麻醉的操作流程

一、（支）气管镜诊疗镇静/麻醉前访视与评估

1. 镇静/麻醉前访视与评估　评估内容应与手术室内接受镇静/麻醉患者的术前评估相同，但应重点关注与（支）气管镜诊疗相关的个体风险评估。每例患者应常规拍摄胸部正侧位片和（或）胸部CT检查（必要时需行增强或薄层CT），以确定病变部位、范围和严重程度等，帮助麻醉医生评估气道和肺部情况。在实验室检查上，建议遵循机构内常规。

2. 患者知情同意　应告知患者法定监护人和（或）其委托代理人镇静/麻醉操作方案，并向患者法定监护人和（或）其委托代理人解释镇静/麻醉的目的和风险，取得患者法定监护人和（或）其委托代理人同意，签署麻醉知情同意书。

二、（支）气管镜诊疗镇静/麻醉前准备

1. （支）气管镜诊疗镇静/麻醉前一般准备与普通（支）气管镜术前准备基本相同。

2. 一般患者应在术前禁食至少6~8小时，术前禁奶粉6小时，母乳4小时，术前禁水至少2小时。如患者存在胃排空功能障碍或胃潴留，应适当延长禁食和禁水时间。

3. 患者如有活动严重的乳牙，应建议检查前于口腔科取下。

4. 当日实施镇静/麻醉的主管医师应当对镇静/麻醉前评估与准备记录进行确认，并再次核对患者和将要进行的操作，并与（支）气管镜操作医师充分沟通。

5. 除（支）气管异物取出术外，术前不推荐常规应用抗胆碱能药物（如阿托品等）。

三、（支）气管镜诊疗镇静/麻醉的实施与呼吸管理

（支）气管镜诊疗操作过程中应用镇静/麻醉药物可使患者意识水平下降或消失。根据患者意识水平受抑制的程度，镇静深度/麻醉可分为4级：轻度镇静、中度镇静、深度镇静和全身麻醉（表3-1）。小儿患者很难耐受在轻度或中度镇静下行（支）气管镜诊

表3-1 （支）气管镜诊疗的镇静/麻醉深度及其评估要点

	轻度镇静	中度镇静	深度镇静*	全身麻醉*
Ramsay镇静评分	2~3分	4分	5~6分	
反应	对语言刺激反应正常	对语言或触觉刺激存在有目的反应	对非伤害性刺激无反应，对伤害性刺激有反应	对伤害性刺激无反应
通气功能	无影响	足够，无须干预	可能不足，可能需要干预	常不足，常需干预
心血管功能	无影响	通常能保持	通常能保持	可能受损

*深度镇静及全身麻醉必须由麻醉医生实施。

疗，一般直接选择深度镇静或全身麻醉。

（一）表面麻醉

推荐将利多卡因作为常用表面麻醉药。利多卡因的使用主要有下述方法：喷雾法或雾化吸入法、气管内滴注法、含漱法、环甲膜穿刺法。但小儿对含漱法和环甲膜穿刺法基本不能耐受，很少使用。鼻部麻醉时推荐使用2%利多卡因凝胶。咽喉部麻醉时，推荐使用1%利多卡因雾化吸入。利多卡因总量应小于8.2mg/kg。由于患儿耐受性差，很难在单纯表面麻醉下行（支）气管镜诊疗，均需给予镇静及适量镇痛药物。

（二）轻、中度镇静

宜在表面麻醉的基础上给予镇静及适量镇痛药物，使患者处于轻、中度镇静水平，并保留自主呼吸。临床最常选择咪达唑仑或联合芬太尼或舒芬太尼，用于患者耐受能力较好且操作简单的（支）气管镜诊疗。小儿患者耐受力差，一般不推荐此方法。

（三）深度镇静或全身麻醉

在表面麻醉基础上的深度镇静或全身麻醉，适用于常规的（支）气管镜诊疗操作，尤其是耐受较差及不能配合的小儿患者。

1. 右美托咪定联合吸入七氟烷及使用麻醉性镇痛药物：在充分表面麻醉基础上，可在10~15分钟静脉泵注右美托咪定0.2~1μg/kg，面罩吸入8%七氟烷，氧流量8%，保留自主呼吸，观察心率、呼吸幅度和频率，根据呼吸情况调整七氟烷吸入浓度和氧流量。随后以右美托咪定0.2~0.8μg/（kg·h）维持。宜合用适量芬太尼、舒芬太尼或瑞芬太尼，可明显抑制气道操作的刺激。

2. 咪达唑仑或丙泊酚联合应用麻醉性镇痛药物：咪达唑仑的用量多在0.05~0.1mg/kg，或在1~5分钟静脉注射丙泊酚1.5~2.0mg/kg，维持剂量为1.5~4.5mg/kg/h；芬太尼静脉注射常用剂量为0.5~2μg/kg，其起效迅速，可维持30~60分钟；或舒芬太尼静脉注射常用剂量为0.05~0.2μg/kg，其起效较快，作用时间较长。

3. 也可单次注射芬太尼0.5～2μg/kg或舒芬太尼0.05～0.2μg/kg联合丙泊酚靶控输注（效应室浓度：3～5μg/mL）；也可选择丙泊酚（效应室浓度：3～5μg/mL）与瑞芬太尼（效应室浓度：1.5～3ng/mL）双靶控输注。如果患者出现体动或呛咳，可追加丙泊酚0.3～0.5mg/kg。

新型静脉麻醉药环泊酚也适用于（支）气管镜诊疗的镇静/麻醉。宜在应用芬太尼或舒芬太尼等2～3分钟后，给予环泊酚首次剂量0.3～0.4mg/kg。诊疗操作过程中，根据临床观察可给予追加环泊酚，每次可追加0.15mg/kg，必要时可追加适量芬太尼或舒芬太尼。

（四）硬质气管镜、喉罩或气管内插管下可弯曲支气管镜诊疗的全身麻醉

实施全身麻醉时，可考虑使用适量肌松药，以协助硬质气管镜、声门上气道管理工具（喉罩）或气管导管置入，尤其是进行损伤风险较大或需要精细定位的操作（如激光治疗、经支气管镜超声定位针吸活检术、电磁导航支气管镜检查等）时，要求保持患者无体动，以避免气道穿孔等并发症的发生。麻醉方式可根据患者病情、（支）气管镜操作性质以及麻醉医生经验与水平选择全凭静脉麻醉、吸入麻醉或静吸复合麻醉，但需注意通气时可能存在严重漏气。气道管理工具的选择应依据诊疗类型、操作者经验等，气管插管麻醉适用于气管远端及支气管内的长时间诊疗操作，喉罩麻醉适用于声门下包括气管与主支气管诊疗操作，硬质气管镜适用于气管阻塞、异物清除、大咯血等。

（五）呼吸管理

1. 去氮给氧：所有接受（支）气管镜诊疗镇静/麻醉的患者在镇静/麻醉前应在自主呼吸下充分去氮给氧。

2. 鼻导管给氧：只适用于表面麻醉或轻中度镇静下肺功能良好患者且接受操作简单、时间较短的（支）气管镜诊疗。

3. 面罩通气：当$SpO_2 < 90\%$时，应采取面罩辅助呼吸或控制呼吸，适用于深度镇静或静脉麻醉下氧合和（或）通气功能明显下降的患者。且采用面罩上的Y型接口通气，可在维持有效呼吸功能的同时，进行时间较短的（支）气管内简单的诊疗操作。

4. 高频通气：常用的高频通气模式包括高频喷射与高频振荡通气。应选择合适的通气参数，包括通气频率、通气压力以及呼吸比率等，预防可能的并发症。高频通气适用于深度镇静或静脉麻醉下的（支）气管镜，尤其是硬质气管镜的诊疗操作。

5. 喉罩通气：在全身麻醉下实施（支）气管镜诊疗时，利用Y型接口进行喉罩通气是较常采用的通气方式，其优点在于便于（支）气管镜操作医师观察声门及气管内病变。喉罩通气也适用于全身麻醉下较复杂、时间较长的（支）气管内诊疗操作。

6. （支）气管导管通气：全身麻醉下利用Y型接口经（支）气管导管通气的效果确切可靠，适用于全身麻醉下较复杂、时间较长的气管远端与支气管内诊疗操作，尤其适

合气管严重狭窄梗阻或外部压迫导致的气管狭窄。

7. 气道内操作需应用电刀、电凝器或激光等时，宜选用全凭静脉麻醉，并选择适当的气管内导管（如抗激光导管）。操作过程中严密监测吸入和呼出氧浓度，在保证患者不缺氧的情况下应全程将氧浓度控制在40%以下，避免气道内起火。

四、（支）气管镜诊疗镇静/麻醉中及恢复期的监护

常规监测应包括：心电图、呼吸、血压和脉搏血氧饱和度，有条件者宜监测呼气末二氧化碳分压；气管内插管（包括喉罩）全身麻醉宜常规监测呼气末二氧化碳分压。

五、（支）气管镜诊疗镇静/麻醉后恢复

1. 凡镇静/麻醉结束后尚未清醒（含嗜睡），或虽已清醒但肌张力恢复不满意的患者均应进入麻醉恢复室观察。

2. 观察指标包括患者血压、心率、呼吸、脉搏血氧饱和度和神志状态以及有无恶心、呕吐等并发症。如有呼吸道少量持续出血，应延长观察时间，直至出血停止，待（支）气管镜操作医师与麻醉医生共同评估后方可离院。

3. 严密监护，确保不发生气道痉挛、坠床等。

4. 离室标准：儿童患者更适合使用Steward麻醉后恢复评分见表3-2。一般情况下，如果评分≥4分，患者可由监护人及医护人员陪同返回病房，按麻醉恢复常规管理。

第5节　小儿（支）气管镜诊疗镇静/麻醉的并发症

一、呼吸抑制

应暂停操作，提高吸入氧浓度并采用面罩辅助呼吸或控制呼吸，待患者呼吸恢复正常，SpO_2回升后再继续操作。必要时，可气管内插管或置入喉罩辅助或控制呼吸，直至患者呼吸完全恢复正常。如果患者采用苯二氮䓬类药物镇静，必要时可考虑静脉给予拮抗剂氟马西尼。

二、喉、（支）气管痉挛

小儿喉、（支）气管痉挛在（支）气管镜诊疗过程中发生概率比成人高，并且小儿血氧及心率变化快，需要麻醉医生认真观察及时发现并进行处理。

部分喉痉挛时托起下颌、以纯氧行正压通气通常可以缓解；完全喉痉挛时，气道完

表3-2　Steward麻醉后恢复评分

患者体征	标准	分值
意识	清醒	2
	对刺激有反应	1
	对刺激无反应	0
气道	可以按照指令咳嗽或哭泣	2
	可以维持气道通畅	1
	需要呼吸道支持	0
运动能力	有目的地移动四肢	2
	无目的地移动四肢	1
	不能移动	0

全梗阻，以吸入或静脉麻醉药（丙泊酚）加深麻醉，给予琥珀胆碱0.5～1mg/kg以后经面罩或插入气管导管行正压通气。小剂量的琥珀胆碱0.1mg/kg可以缓解喉痉挛，同时保留自主呼吸。支气管痉挛常因气道处于高敏状态而受到刺激或缺氧、二氧化碳潴留等因素而诱发。除了去除这些因素以外，用吸入麻醉药加深麻醉，给予沙丁胺醇或爱喘乐喷雾治疗，静脉给予氢化可的松4mg/kg、氯胺酮0.75mg/kg、氨茶碱3～5mg/kg、小剂量肾上腺素1～10μg/kg或硫酸镁40mg/kg，20分钟内缓慢输注都可以起到治疗作用。如患者氧饱和度难以维持，可加深麻醉并行面罩正压通气，必要时气管内插管并控制通气，行气管插管后，在尝试拔管时常因减浅麻醉后痉挛加重而无法拔管。此时可以静脉输注右美托咪定1μg/kg（＞10分钟），随后1～2μg/kg维持，使患儿在耐受气管导管刺激的同时，恢复自主呼吸、缓解支气管痉挛，此后通常可以顺利拔管。

三、反流误吸

严格禁食禁饮，防止反流误吸。一旦发生呕吐，立即使患儿采取侧卧位，叩拍背部，及时清理口咽部的呕吐物，观察生命体征，特别是氧合状态，必要时插入气管内导管并在（支）气管镜下行气管内冲洗及吸引。

四、心血管并发症

镇静/麻醉药物、麻醉操作以及（支）气管镜诊疗操作可能造成患儿心率与血压剧烈波动，甚至出现心律失常、心脏骤停等。因此，应加强监测，并及时发现和处理相关并发症。

五、出血

轻者可不处理，出血较多者可局部止血，保证氧合下镜下止血，严重时应进行支气管插管隔离双肺，必要时介入或外科手术治疗。对于气道内出血的处理应提前做好预案；操作开始前应与操作医师充分沟通；处理出血时，决策应及时准确，避免由于决策延误造成的处理困难。

六、气道灼伤

立即停止所有气体，移走（支）气管镜设备，去除体内可燃物质（如气管导管、喉罩等），注入生理盐水。确认火焰熄灭后可使用面罩重新建立通气。应检查气道管理设备（如气管导管、喉罩等），评估是否有碎片残留于气道内。可考虑用支气管镜检查气道，清除异物，评估伤情，以确定后续处理。

参考文献

[1] 王天龙, 刘进, 熊利泽. 摩根临床麻醉学[M]. 第6版. 北京: 北京大学医学出版社, 2020.

[2] 邓小明, 姚尚龙, 于布为, 等. 现代麻醉学[M]. 第5版. 北京: 人民卫生出版社, 2020.

[3] 郭曲练, 姚尚龙. 临床麻醉学[M]. 第4版. 北京: 人民卫生出版社, 2016.

[4] 李文志, 赵国庆. 麻醉学[M]. 第2版. 北京: 人民卫生出版社, 2021.

[5] 邓小明, 黄宇光, 李文志. 米勒麻醉学[M]. 第9版. 北京: 北京大学医学出版社, 2021.

[6] 隽兆东, 张蕊. 麻醉技能学[M]. 北京: 人民卫生出版社, 2019.

[7] 姜保国, 陈红. 中国医学生临床技能操作指南[M]. 第3版. 北京: 人民卫生出版社, 2020.

李丽芳　殷卓

第4章　小儿腰椎穿刺术

第1节　相关基础知识

脑和脊髓的表面包有3层被膜，由外向内依次为硬膜、蛛网膜和软脊膜。蛛网膜和软脊膜之间的蛛网膜下腔内充满脑脊液。脑脊液在第三、第四脑室产生，然后经管道流入蛛网膜下腔。脑脊液顺脊髓流下，在脊髓管道内返回大脑。脑脊液源于血浆，由脉络丛内的毛细血管延伸至第三、第四脑室顶的血管性软脊膜分泌，充满蛛网膜下腔、脊髓中央管以及整个脑室系统（左、右侧脑室和第三、第四脑室）。脑脊液通过蛛网膜粒重吸收入静脉血，其产生速度与重吸收速度必须平衡，以预防脑和脊髓内液体的蓄积。正常脑脊液主要为水分，含蛋白质（15~45mg/100mL）、葡萄糖（40~80mg/100mL）、乳酸（1.1~1.9mmol/L）和淋巴细胞（0~5个/mm^2）。pH约为7.3，略低于血浆的pH（7.4）。总量为130~150mL，一日更新3~4次，间隔约为8小时；每日大约产生500mL，正常压力为60~160mmH$_2$O。

第2节　小儿腰椎穿刺术的操作目的

1. 诊断作用：测量脑脊液压力，留取少量脑脊液标本检测，以协助明确颅内病变原因。

2. 治疗作用：鞘内注射药物预防和治疗中枢神经系统白血病，治疗中枢神经系统感染等。

第3节　小儿腰椎穿刺术的适应证和禁忌证

一、适应证

1. 中枢神经系统炎症性疾病的诊断与鉴别诊断包括化脓性脑膜炎、结核性脑膜炎、病毒性脑膜炎、霉菌性脑膜炎、乙型脑炎等。

2. 脑血管意外的诊断与鉴别诊断包括脑出血、脑梗死、蛛网膜下腔出血等。

肿瘤性疾病的诊断与治疗用于诊断脑膜白血病，并通过腰椎穿刺鞘内注射化疗药物治疗脑膜白血病。

二、禁忌证

1. 休克期或濒临休克，病情不稳定或危重的患儿。

2. 有显著的颅内压增高或怀疑有脑疝存在者。

3. 怀疑或确定有颅内血肿的患儿。

4. 有脑脊液漏存在时，腰椎穿刺放出脑脊液减压可促使蛛网膜下腔感染扩散。

第4节　小儿腰椎穿刺术的操作流程

1. 体位：患儿沿床边侧卧，低头屈膝屈髋，双手抱膝，助手扶住患儿颈后部及下肢，使患儿保持体位，避免穿刺时体动。同时，取得最大的脊柱弯曲，并使患儿背部与床面垂直，充分暴露操作部位的椎间隙。头下垫薄枕，尽可能避免患儿脊柱向侧方弯曲而增加操作的困难。

2. 穿刺方法：在严格无菌条件下，儿童一般选择第3～第4或第4～第5腰椎间隙穿刺。因儿童脊髓圆锥位置较成人偏低，穿刺点尽量选取偏下的椎间隙，防止穿刺导致脊髓损伤。儿童一般选择细短针局部麻醉，避免椎管内阻滞，先用局部麻醉药在穿刺点上打出皮丘，再经皮下组织、棘上韧带、棘间韧带逐层浸润，完善的镇痛效果可以有效避免穿刺过程中患儿体动。一般学龄前儿童局部麻醉进针1～2cm即可，给药前注射器回抽，见无血及脑脊液回流后给0.5%利多卡因1～2mL，拔针后用纱布压迫片刻，记录进针深度，作为穿刺进针的参考。肥胖患儿可能要穿刺困难，有条件者可以使用超声协助定位引导穿刺。

在预定的穿刺点，用腰椎穿刺针破皮，操作者双手持针，以左手示指及拇指夹持针身，右手持针柄，垂直或针尖稍偏向患儿头侧进针，缓慢进针，切忌暴力操作。针尖穿透黄韧带及硬脊膜时，针尖切面须与其纵行纤维平行，以避免穿刺针对黄韧带、硬脊膜的切割损伤。至针进入蛛网膜下腔后，抽出针芯即见脑脊液流出。

3. 测压并留取脑脊液：拔出针芯，见脑脊液流出后，接测压管，测压管中的脑脊液上升到一定高度稳定后，读取并让助手记录脑脊液压力。如压力不高可继续放出送检所需的脑脊液，如果压力过高则不再放液，以防发生脑疝。去掉测压管后，用无菌瓶3个，每瓶接1～2mL脑脊液分别送检培养、常规、生化。如需培养时，应用无菌操作法留标本。为行鞘内注射治疗所做的腰椎穿刺在穿刺成功后先放出与待注入药液量等量的脑脊液再向椎管内缓慢注入药物。

4. 术毕，重新插入针芯，拔出穿刺针。穿刺点用无菌纱布压迫片刻，用一次性敷料粘贴固定。术后患儿去枕平卧4～6小时，以免引起术后低颅压。观察患儿有无头痛、背痛。注意检查意识状态、面色、脉搏、双侧瞳孔及其他神经系统体征，观察穿刺局部是否洁净、干燥。及时编写操作记录，记录标本量与性质，将标本分类并标记，然后根据临床需要进行相应检查。

第5节　小儿腰椎穿刺术的并发症

1. 低颅压综合征：指侧卧位脑脊液压力在0.58～0.78kPa（60～80mmH$_2$O）以下，较为常见。多因穿刺针过粗，穿刺技术不熟练或术后起床过早，使脑脊液自脊膜穿刺孔外流所致，临床表现为患者于坐起后头痛明显加剧，严重者伴有恶心呕吐或眩晕、昏厥、平卧或头低位时头痛即可减轻或缓解。少数可出现意识障碍、精神症状、脑膜刺激征等，约持续1日至数日，因此应使用细针穿刺，术后去枕平卧4～6小时。如已发生，除继续平卧和多饮开水外，还可酌情静滴5%葡萄糖盐水。

2. 脑疝形成：在颅内压增高时，当腰穿放液过多、过快时，可在穿刺当时或术后数小时内发生脑疝，因此应严加注意和预防。必要时，可在术前先快速静脉输入20%甘露醇液250mL等脱水剂后，以细针穿刺，缓慢滴出数滴脑脊液进行化验检查。如脑疝一旦出现，应立即采取相应抢救措施，如静脉注射20%甘露醇和高渗利尿脱水剂等。

3. 蛛网膜下腔出血及硬膜下血肿：出血多为刺破蛛网膜或硬膜的静脉，出血量少，不引起临床症状。偶尔刺伤较大的血管，如马尾的根血管可发生大量出血，类似原发性蛛网膜下腔出血，出现脑膜刺激征。如患者主诉背部剧烈疼痛，迅速出现截瘫，提示可能发生硬膜下血肿。因此，对有出血性体质或血小板减少的患者应尽量不做腰穿。

4. 腰背痛及根痛：多由于腰穿损伤神经根而引起，少见的情况是穿刺针刺入椎间盘的纤维囊内，甚至刺入髓核内使胶状物质流入脑脊液中。穿刺时针孔斜面应与纵行韧带平行，如果针孔与韧带呈垂直方向则可切断韧带的纵行纤维，使韧带失去正常张力而产生腰背酸痛，甚至可持续数月之久。穿刺孔不易闭合，易出现脑脊液外漏，产生低颅压头痛。

5. 感染：消毒不严格可引起各种感染，包括脊柱骨髓炎、硬膜外脓肿和细菌性脑膜炎等。

第6节　小儿腰椎穿刺术的注意事项

1. 严格掌握禁忌证。

2. 操作过程中应密切观察患者的反应，如有呼吸增快或停止、脉搏增快或面色苍白等情况或不能配合时应立即停止操作并进行对症处理。

3. 严格无菌操作，避免引起微血管损伤。

4. 如果出现脑脊液混血可选择上一椎间隙或下一椎间隙穿刺，如果仍有混血应3日后重新穿刺。

5. 如果婴幼儿不能配合操作，可利用5％水合氯醛或其他镇静药物使患儿镇静睡眠后操作。

参考文献

[1] 姜保国, 陈红. 中国医学生临床技能操作指南[M]. 第3版. 北京: 人民卫生出版社, 2020.

[2] 陈翔, 吴静. 湘雅临床技能培训教程[M]. 第2版. 北京: 高等教育出版社, 2019.

[3] 刘春峰, 魏克伦. 儿科急危重症[M]. 北京: 科学出版社, 2019.

[4] 李龄、雷霆. 小儿神经外科学[M]. 第2版. 北京: 人民卫生出版社, 2011.

李宁　商丽娜

第5章　小儿动脉穿刺置管与监测技术

第1节　相关基础知识

周围浅表动脉只要内径足够大、可扪及搏动，均可供置管测压。根据患者的具体情况选择最合适的穿刺部位。原则上应选择即使由于置管引起局部动脉阻塞，其远端也不易发生缺血性损害的动脉。可采用桡动脉、股动脉、尺动脉、腋动脉、足背动脉。新生儿也可采用脐动脉或颞浅动脉。

一、桡动脉

桡动脉与尺动脉在掌部组成掌深和掌浅弓，形成平行的血流灌注，桡动脉置管后如果发生阻塞或栓塞，只要尺动脉平行循环良好，一般不会引起手部血流灌注障碍。在做桡动脉置管前可测试尺动脉供血是否通畅。腕部桡动脉在桡侧屈腕肌腱和桡骨下端之间纵沟中，桡骨茎突上下均可摸到桡动脉搏动。由于此动脉位置浅表、相对固定，因此穿刺置管比较容易。通常在桡动脉穿刺前应进行Allen试验。

1. 清醒患者可用改良Allen试验法测试：

（1）检查者将患者手举过头部并要求患者紧握拳约30秒；用手指分别同时压迫按压尺动脉与桡动脉，终止其血流。

（2）将患者手下垂，并自然伸展手指与手掌，松开对尺动脉的压迫，但是保持对桡动脉压迫，观察手指与手掌颜色恢复情况。

（3）一般认为：5秒内变红，尺动脉侧支代偿供血良好；6～15秒变红为可疑；15秒内变红为异常。如果手指与手掌颜色在5～15秒变红，认为Allen试验正常，即Allen试验阳性；如果手指与手掌颜色在5～15秒未变红，认为Allen试验异常，即Allen试验阴性，提示该侧尺动脉不足以保障该手部血供，该侧桡动脉不宜进行穿刺或置管。

2. 因年龄或者病情不能配合进行传统Allen试验的患儿：

（1）暗光下，避开电磁干扰，患儿休息30分钟后取仰卧位，给予心电监护，选择功能完好的SpO_2仪器，正确放置探头在穿刺侧指端皮肤、指甲完整、无异常的手指上，待SpO_2数值显示>95％时，并且波形为规则曲线，记录波形以及SpO_2数值。

（2）检查者双手拇指同时按压患儿穿刺侧手腕桡、尺动脉，直至SpO_2波形为直线或不规则的曲线，数值为零或测不出，此时患儿手掌变苍白，松开对尺动脉的压迫，同时开始计时，当SpO_2数值 > 95%、SpO_2波形恢复为规则曲线时，记录为动脉波恢复时间。

（3）如果当尺动脉波恢复时间 > 15秒且SpO_2波形仍无法恢复为规则曲线和（或）SpO_2<95%时，停计时。

（4）评价方法：尺动脉通畅判定：尺动脉波恢复时间为10~15秒，同时SpO_2 > 95%，即判断为尺动脉通畅；尺动脉波恢复时间 > 15秒且（或）SpO_2<95%或无法测出，则判断为不通畅。

二、股动脉

股动脉位于腹股沟韧带中点的下方，外侧是股神经，内侧是股静脉。血管搏动清楚，穿刺成功率高。由于管径较粗，远端缺血的发生率远低于桡动脉。由于股动脉位于腹股沟区，因此管理不方便，感染机会较大，不适合长时间保留导管。

三、尺动脉

尺动脉可代替桡动脉置管测压，特别是经Allen试验证实手部血供以桡动脉为主，选用尺动脉可提高安全性，但成功率较低。

四、腋动脉

腋动脉有广泛的侧支循环，腋动脉结扎或血栓并不会引起远端肢体血流障碍。腋动脉靠近主动脉，即使周围动脉收缩搏动摸不清，腋动脉常维持其压力和搏动，有利于穿刺成功。腋动脉穿刺置管宜选择左侧。

五、足背动脉

足背动脉是胫前动脉的延续，在拇长伸肌腱外侧向下平行至足背部皮下。足底外侧动脉是胫后动脉的终末支，是供应足部的另一主要动脉，胫前、后动脉在足部建立动脉弓，足背动脉穿刺置管前要了解胫后动脉的血供情况，以免引起拇趾甲缺血性坏死。方法：压迫、阻断足背动脉，然后压迫拇趾甲数秒使大拇指变苍白，放松对指甲的压迫，观察拇趾甲颜色转红的情况。如果颜色迅速恢复，说明有良好的侧支循环，进行足背动脉穿刺置管是安全的。

第2节　小儿动脉穿刺置管术的操作目的

有创动脉压是临床麻醉和ICU中重要的监测指标。采用周围动脉内置管直接测压的方便简单、效果确切，操作虽带有一定的创伤性，但并发症较少。如果注意操作技术，减少损伤和污染，对患者利多弊少。

第3节　小儿动脉穿刺置管术的适应证和禁忌证

一、适应证

1. 连续、实时血压监测。

2. 计划药物或机械性心血管操作。

3. 反复采集血样。

4. 间接动脉血压测量失败。

5. 由动脉波形获取补充诊断信息。

二、禁忌证

1. 改良Allen试验阴性患者。

2. 穿刺部位或附近存在感染、外伤者。

3. 凝血功能障碍或机体高凝状态者。

4. 有出血倾向或抗凝治疗期间者。

5. 合并血管疾患（如脉管炎等）患者。

6. 手术操作涉及同一范围部位患者。

第4节　小儿动脉穿刺置管术的操作流程

一、操作前准备

1. 评估患者：评估患者病情、意识状态及合作程度、肢体活动情况、目前体温、给氧方式及氧浓度，了解患者目前氧合情况。评估穿刺部位皮肤有无瘢痕及感染、动脉搏动情况、Allen试验结果。

2.签署同意书：与患者和（或）家属沟通，告知操作目的、意义及相关并发症，签署动脉穿刺置管同意书。

3.物品准备：

（1）动、静脉穿刺针，小儿22G，婴儿24G。

（2）固定前臂用的托手架及垫高腕部用的专用纱布卷等。

（3）皮肤消毒剂、无菌洞巾。

（4）无菌肝素冲洗液（含1～2U/mL肝素）。

（5）测压装置及测量工具，包括三通开关、压力换能器和监测仪等。

4.选择穿刺位置并做好标记：根据患者具体情况选择最合适的穿刺部位。桡动脉是最常用的动脉穿刺部位，通常选用左侧，其次是股动脉、腋动脉、尺动脉、足背动脉。新生儿也可采用脐动脉或颞浅动脉。

5.环境准备：清洁、安静、光线适宜，注意保护患者隐私。

二、操作过程（以桡动脉穿刺为例）

患者常采用仰卧位，左上肢外展于托手架上，穿刺者位于穿刺侧，患者手臂平伸外展20°～30°，手掌朝上，手指指向穿刺者，将纱布卷放置患者腕部下方，使腕关节抬高5～8cm，并且保持腕关节处于轻度过伸状态。穿刺时将穿刺者左手的食指、中指、无名指自穿刺部位由远心端至近心端依次轻放于患者桡动脉搏动最强处，指示患者桡动脉的走行方向，食指所指部位即为穿刺的"靶点"。穿刺点一般选择在桡骨茎突近端0.5cm即第二腕横纹处。三指所指线路即为进针方向。

（一）直接穿刺法

确定动脉的搏动部位和走向，选好进针点，在动脉旁皮内与皮下注射局部麻醉药或全身麻醉诱导后用20G留置针进行桡动脉穿刺。针尖指向与血流方向相反，针体与皮肤夹角依据患者胖瘦程度而异，一般为30°～45°，缓慢进针。当发现针芯有回血时，压低穿刺针并再向前推进2～3mm，针芯仍有回血，略退针芯，仍见持续回血，可向前推送外套管，随后撤出针芯。此时套管尾部应向外搏动性喷血，说明穿刺置管成功。

（二）穿透法

进针点、进针方向和角度同上。当见有回血时再向前推进1～2mm（撤出针芯，无回血即可），然后撤出针芯，将套管缓慢后退，当出现喷血时停止退针，并立即将套管向前推进，送入时无阻力感且持续喷血，说明穿刺成功。

（三）超声引导下桡动脉穿刺置管术

床旁超声技术的诊断及操作准确度较高，能减轻患者焦虑及不适，减少操作相关并发症。与盲法下穿刺置管相比，超声引导下桡动脉穿刺置管穿刺尝试次数少，节省时间且成功率更高。为便于评估血管，超声探头的频率范围保持在5～13MHz。

1. 消毒超声探头：一人用蘸有消毒液的无菌纱布擦拭超声探头，另一人在不污染无菌手套的情况下，用内侧底部涂有无菌凝胶的透明袋接过并包裹探头。将包裹探头的透明袋中空气挤出，以免影响成像。

2. 穿刺部位的选择：保证探头在5～13MHz的频率下开始评估血管。确保探头左侧所处部位的显影在屏幕左侧。自腕部起，对前臂侧面进行横向扫描，在桡骨茎突及桡侧腕屈肌之间确定桡动脉及伴随静脉。必要时应用光压鉴别动脉及静脉（静脉是塌陷的，而动脉是充盈的）。

3. 确定桡动脉后，进一步调整探头，使血管与周围组织对比更分明。调整探头深度，使桡动脉成像处于屏幕中央位置，使血管清晰可见。从腕部扫描至肘窝，注意观察是否存在动脉迂曲及钙化。穿刺部位选在血管直径最大及钙化程度最低部位。优先选择近腕部、远肘部的位置穿刺。

4. 横断面定位下置管：确定穿刺点后，移动探头位置使桡动脉成像处于屏幕中央位置。对穿刺部位皮肤进行局部麻醉后，以45°～60°插入留置针。轻微挑动留置针，并调整探头保证针头在屏幕上清晰显影。

针尖向动脉推进过程中，注意倾斜探头，保证针尖一直可见。每隔一定时间确定针尖位置，保证其一直位于动脉血管上方。留置针插入血管腔后，检查其反应，或有无血液回流，确定针尖位置正确。调整留置针至水平，以再次确定针尖位于血管内。保持留置针内细针位置不变，将套管继续向前推进，随后撤出留置针内细针，并将压力传感器与留置针套管连接。

5. 纵向定位下置管：纵向定位的情况下也可进行置管。超声探头纵向确定血管位置。桡动脉成像处于屏幕中央位置后，旋转探头90°。在屏幕中央可见动脉，并确定长轴及血管最大直径处。

三、测压装置准备

（一）压力计测压

动脉置管成功后，用导管连接到弹簧压力计，可直接测压，该方法简单、方便，不需要特殊设备。但缺点是仅能监测平均动脉压。

测压具体操作步骤：

1. 先将塑料管的一端与三通开关连接。

2. 拨转三通开关，通向塑料连接导管；取下三通开关上的塑料塞，并经此用注射器注入稀释的肝素液（100U/mL），使之充满管长约1/4。

3. 将塑料连接管的另一端与弹簧血压计连接。

4. 再注入肝素液，使血压计指针从0mmHg上升到140mmHg左右，或超过患者的平均动脉压。

5. 拨转三通开关于各路全封闭位，取下注射器，用塑料塞保护，防止污染。

（二）压力传感器测压

该方法是通过传感器使机械能转变成在数量上与其一致的电信号，经放大后即可显示和记录。

1. 物品准备

（1）传感器。

（2）连接管道。

（3）连续冲洗装置：连续冲洗可有效地防止血液凝固而阻塞导管。向含生理盐水的塑料输液袋外加压至300mmHg，经调节器调节滴速后连续自动冲洗装置，以1～3滴/分钟（或1～3mL/h）的速度连续冲洗管道。测压过程中发现压力波形振幅或失真时按压快速冲洗杠杆（或牵拉橡皮活塞），可快速冲入1.5mL/s的冲洗液进行冲洗。

2. 动脉传感器的校零

（1）仰卧位：置于腋中线与胸腔中间相平的位置或胸骨后5cm。

（2）侧卧位：只要压力传感器与心脏水平平齐，无论在哪侧上肢进行动脉压监测都没有区别。

（3）坐位：可置于耳后，以反映大脑部位血压。

3. 影响直接动脉压测定准确性的因素

（1）动脉留置针的位置不当或堵塞：动脉波形的收缩压明显下降，平均压变化较小，波形变得平坦。如管腔完全堵塞，则波形消失。

（2）动脉压力波频率范围一般为1～30Hz：大部分波的频率范围在10Hz以内。机械信号转换成电信号有赖于压力传感器和转换系统的材料和组成。由于共振作用，压力测定系统的固有频率（fn）在动脉压力波的频率范围内时，使测得的压力增高。压力套装内充填的液体对压力波动有消减作用，坚硬的管壁、最小体积的预充液体、尽可能少的三通连接和尽可能短的动脉延长管均可提高测定的准确性。

（3）传感器和仪器故障：首先应结合其他指标，同时判断传感器和仪器工作状态，调节传感器的平面和快速重新调整零点。

（4）动脉传感器的校零。

（5）导管内气泡：监测系统中加入0.1mL的小气泡会引起动脉血压增加，0.5mL的大气泡会产生低血压假象。

（6）传感器的位置：有创动脉血压监测时，压力传感器应平齐第四肋间腋中线水平，即相当于心脏水平，低或高均可造成压力误差。有研究表明，当压力传感器低于心脏时，收缩压、舒张压均升高；当心脏跳动频率一定时，血压的升高与高度差成正比；当压力传感器高于心脏时，收缩压、舒张压均下降。

四、操作后处理

1. 按要求清理穿刺用物，利器放入专用利器盒，被血液、体液污染的物品放入黄色垃圾袋等。

2. 穿刺后加强监测，观察患者局部有无红肿、渗出，远端肢体有无青紫、血液回流不畅等并发症。

3. 写好穿刺记录。

五、操作注意事项

1. 穿刺前应评估近端动脉搏动以证实没有血栓形成。

2. 确定穿刺部位是操作成功的关键，末梢循环不良时，应更换穿刺部位。

3. 注意无菌操作，管理好动脉通道，尽量减轻动脉损伤，经常用无菌肝素水冲洗动脉（或用无菌肝素水加压至300mmHg持续冲洗），发现血凝块应抽出，不可注入。

4. 测量取血时应避免空气进入连接管路和血样；如果有少许空气进入，要立即排尽。

5. 注意观察，及时发现血管痉挛、血栓、巨大血肿等并发症，一旦发现血栓形成和远端肢体缺血时，必须立即拔除测压导管，必要时可手术探查取出血凝块，挽救肢体。

第5节　小儿动脉穿刺置管术的并发症

一、血栓形成

1. 原因

（1）多由于导管留置引起，留置时间越长，血栓形成的发生率增加。

（2）导管越粗，越容易形成血栓。

2. 处理

（1）持续冲洗装置可减少栓塞的机会。

（2）测压结束后在拔除动脉内导管时，压迫阻断近端动脉血流，用注射器连接测

麻醉临床技能操作精讲

压导管边吸边拔，尽量吸出导管周围的小凝血。

（3）拔管后局部加压包扎注意松紧，既要防止血肿形成，也要防止长时间过度压迫而促使血栓形成。

二、栓塞

1. 原因：栓子多来自围绕在导管尖端的小血块、冲洗时误入气泡或混入测压系统的颗粒状物质。

2. 处理：连续冲洗法可以减少血栓栓塞的机会。

三、局部出血和血肿形成

1. 原因：穿刺时损伤、出血。

2. 处理：

（1）穿刺置管成功后拔除穿刺针，局部压迫止血3～5分钟。

（2）拔除动脉测压管后，局部压迫并高举上肢10分钟，加压包扎，30分钟后可放松加压包扎。

四、感染

1. 原因：留置时间越长，感染机会越多。

2. 处理：

（1）一般保留3～4日应拔除测压套管。

（2）术后发现有感染局部有炎症表现时，应立即拔除导管。

第6节　小儿动脉穿刺置管术的临床新进展

一、动脉穿刺针选择不合适的后果

1. 穿刺失败：穿刺针导管的直径、长度与血管直径和位置深度不匹配。

2. 导管脱出：在固定导管、移动摆放体位过程中导管留置时间偏长，使用频率（反复取样）偏高时均可能导致导管脱出。

3. 动脉留置导管相关并发症增加：如导管堵塞、脱落；血管痉挛、闭塞；感染、局部出血、血肿形成、假性动脉瘤等。

— 170 —

二、动脉穿刺针型号选择需考虑的因素

（一）目标血管与穿刺针直径的关系

1. 留置导管占据血管管腔面积越大，导管留置24小时后血管闭塞的发生率越高。如果导管只占据动脉腔20%的面积，则血管闭塞的发生率就非常低。在临床工作中，早产儿、新生儿或低体重儿使用留置导管时，其可占据80%～100%血管腔。

2. 型号建议选择：

（1）＜1岁的儿科患者桡动脉穿刺时采用24～26G留置针。

（2）＞1岁的儿科患者桡动脉穿刺时采用22～24G留置针。

（二）穿刺针的穿行距离

1. 如果穿刺针在血管内的长度低于穿刺针导管长度的30%（穿行距离为70%穿刺针长度），则动脉导管留置的失败率是100%。

2. 血管内留置导管的长度为31%～64%（穿行距离为69%～36%穿刺针长度），其留置失败率是32.4%。

3. 如果血管内留置长度≥65%导管长度，其留置失败率是0。小儿动脉穿刺通常选用角度是30°～45°，以45°为穿刺角度，穿刺深度0.5cm的动脉，穿行距离是0.7cm。

参考文献

[1] 邓小明, 姚尚龙, 于布为, 等. 现代麻醉学[M]. 第5版. 北京: 人民卫生出版社, 2020.

[2] 杨丽芳, 张建敏, 张马忠. 儿科麻醉学[M]. 第6版. 北京: 中国科学技术出版社, 2022.

[3] 姜保国, 陈红. 中国医学生临床技能操作指南[M]. 第3版. 北京: 人民卫生出版社, 2020.

[4] 陈翔, 吴静. 湘雅临床技能培训教程[M]. 第2版. 北京: 高等教育出版社, 2019.

[5] 熊利泽, 邓小明. 中国麻醉学指南与专家共识2017版[M]. 北京: 人民卫生出版社, 2017.

蔡燕妮　李宝龙

第6章　小儿中心静脉穿刺置管与监测技术

人体的静脉解剖关系并不是一成不变的，特别是儿童，静脉解剖关系较成人更加多变和复杂，小儿中心静脉一般选择颈内静脉或者股静脉作为穿刺置管血管。颈内静脉和股静脉始终和相应动脉伴行，因为其解剖的特殊性，患儿在做中心静脉穿刺时，也会选择特殊的体位来更好地定位。

第1节　相关基础知识

一、颈内静脉解剖及定位

（一）颈内静脉解剖

1. 与同侧颈内动脉的关系：小儿颈内静脉位于胸锁乳突肌前缘，颈内静脉在与颈总动脉伴行过程中，由上至下，两者间距离逐渐加大。在上段和中段，尤其是上段，两者相邻并有部分交叠。在甲状软骨上缘水平观察，颈内静脉在颈动脉的前外侧，两者部分重叠；在环状软骨水平，颈内静脉位于颈总动脉的外侧，两者平行下行；在锁骨上缘水平，两者之间的平均距离增大。

2. 颈内静脉和胸锁乳突肌的关系：胸锁乳突肌的位置相对较为固定，但肌肉的宽度因个体差异而不同。胸锁乳突肌前缘在上段和中段距离颈内静脉较近，而后缘距离静脉较远（因年龄及体重大小不同）。在胸锁乳突肌前缘中点处，颈内静脉走行于胸锁乳突肌的外侧；胸锁乳突肌三角（胸锁乳突肌胸骨头和锁骨头与锁骨上缘形成的三角）顶点全部在颈内静脉投影内。目前右侧颈内静脉（right internal jugular vein，RIJV）通常是小儿中心静脉插管首选的静脉，因为它靠近上腔静脉，位于胸导管的对侧，且与胸膜距离较远。小儿的颈内静脉与成人相比更细、更脆弱、更具有解剖变异性，因此小儿的右侧颈内静脉穿刺置管比成人更具有挑战性。麻醉医生应该要熟悉小儿的解剖特征和可能的变异。

（二）颈内静脉定位

儿童的身长较短，与成年人相比中心静脉导管尖端定位的安全范围比较小。颈内静脉穿刺时被置于15°～20°的头低脚高位，头部在中立位且肩下垫枕头，头部偏向左侧并固定，并通过轻压来研究其搏动性和塌陷情况。小儿定位常选择锁骨与胸锁乳突肌锁骨头和胸骨头形成的三角区的顶点，因为此点可以直接触及颈总动脉，可以避开颈总动脉，减少误伤动脉的机会，另外此处颈内静脉比较浅，穿刺成功率高。目前超声被认为是血管通路置入的金标准，它的主要优势在于可以实时看到针的位置，极大地提高了穿刺的成功率，并可通过减少并发症来降低成本。使用超声对儿童颈内静脉定位是比较容易的，但是儿童的血管解剖学变异较成人更多，相比成人，更加突显其使用超声的必要性（图6-1）。

（三）颈内静脉置管

由于小儿处于生长发育期，不同年龄的儿童置管深度也不同。因此，如何确定小儿颈内静脉穿刺置管的合适深度非常必要。小儿颈内静脉置管的适宜深度，通过研究，已证明下列公式有效，且推荐广大麻醉医生使用（图6-2）：①右侧置管深度（cm）=IA+AB-0.5。②左侧置管深度（cm）=1.02×（IA′+AB）+1.55（R^2=0.772）。

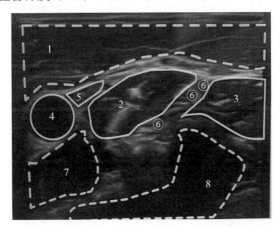

1：胸锁乳突肌； 2：前斜角肌； 3：中斜角肌； 4：颈动脉； 5：压力闭合下的颈内静脉；6：肌间沟臂丛神上、中、下干； 7：颈长肌； 8：颈椎横突。

图6-1 超声下显示的颈内静脉周围区域解剖示意图

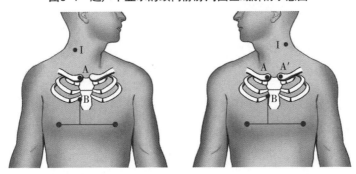

Ⅰ：穿刺点；A：右锁骨胸骨端；A′：左锁骨胸骨端；B：两乳头连线与右胸锁关节垂线中点。

图6-2 穿刺点示意图

　　不同穿刺路径或解剖变异都会影响到置管深度，尤其对一些特殊患者，例如新生儿、早产儿、颈部尤其粗短或较长、上半身明显较长等；除此之外，患儿的体位变化、肢体活动及呼吸状态也会对导管尖端位置产生影响。因此，以上推荐内容仅可指导临床工作，麻醉医生在为每一位儿科患者进行操作时都需要个体化的判断。

　　虽然近几年随着超声技术的普及，穿刺并发症大幅降低，但导管留置深度依然困惑着临床麻醉医生。当中心静脉导管放置过深时，可能导致危及生命的并发症，如心律失常、心脏穿孔和心包填塞等，影响心脏手术的操作。然而导管尖端位置过浅时，CVP测量可能不准确，且深静脉导管容易滑出或导管的侧孔移位至皮下，引起药物外渗、组织损伤、出血等。所以根据体表标志、身高、体重或年龄等得出置管深度的推算公式仍然非常必要。右心房（right atrium，RA）与上腔静脉（superior venacava，SVC）交界处被认为是中心静脉导管尖端的安全位置，应尽可能靠近RA以便正确测量CVP。当右侧IJV穿刺置管失败后，经常需要考虑替代置管位置。由于左侧IJV相比锁骨下静脉直径更大、位置更浅，而且超声检查易于识别，因此常将左侧IJV作为首选替代部位。

　　随着医学发展，小儿如何确定中心静脉导管尖端位置的方法有：

　　1. 经食管超声心动图（transesophageal echocardiography，TEE）

　　TEE已被证明可以准确实时监测导管尖端在SVCRA交界处的位置，放置TEE探头可能导致组织损伤或支气管受压。

　　2. 经胸超声心动图（transthoracic echocardiography，TTE）

　　TTE被认为是一种实时、无创的优化小儿导管尖端位置的可靠工具。婴儿胸壁很薄，超声波很容易通过解剖屏障，因而可以提供高质量的图像来确定最佳长度。临床医生也不必担心TEE相关的损伤。

　　3. 胸部X线检查（chest radiograph，CXR）

　　CXR有时很难准确地确定SVCRA交界处的位置。与RA的矢状面距离近，从而减弱了视差效果；容易辨别，适合儿童重症病房应用。

　　4. 腔内心电图

　　腔内心电图用于中心静脉置管定位的主要原理是利用导丝和血液的导电性，以导丝作为探测电极经SVC探入近心端拾取右心房P波，依据P波振幅变化指导导管尖端定位。

　　虽然以上方法都可用于确定导管尖端的位置，然而在实际临床操作中都过于烦琐，或者在基层医疗单位，可用设备寥寥无几，所以根据体表标志、身高、体重或年龄等得出置管深度的推算公式仍然非常必要。

　　综上所述，由于儿童在发育阶段存在一定的个体和发育程度的差异，它对于个体的适用性仍有待临床进一步考证。此外，不同穿刺路径或解剖变异都会影响到置管深度。

使用实时超声引导下IJV穿刺置管结合TTE或腔内心电图检查可能是比较可靠的方式以确定适宜的IJV导管深度。进一步确定更简单、更实用、可用于日常临床实践的方法来推算理想的IJV置管深度依然是目前临床研究的热点。

二、股静脉解剖及定位

（一）股静脉解剖

小儿股静脉在腹股沟下股鞘内，位于股动脉内侧，髂前上棘和耻骨联合连线的中点内侧。股静脉是下肢的主要静脉干，其上段位于股三角内。由腹股沟韧带、缝匠肌和长收肌围成。从外向内有股神经、股动脉和股静脉及其分支，还有股管（空隙）等结构。股三角在大腿的前面上部，上界为腹股沟韧带，内侧界为长收肌内侧缘，外侧界为缝匠肌的内侧缘。股静脉位于股动脉内侧。

（二）股静脉定位

小儿股静脉和股动脉位置不定，需要选择合适的体位，取仰卧位膝关节微屈，患儿越小微屈度越明显，臀部稍垫高，髋关节伸直并稍微外旋。使用超声对儿童股静脉定位是比较容易的，选择左侧或者右侧股静脉都可以。血管解剖学变异相比较成人明显，置管难度稍高，超声定位请选择髂前上棘与耻骨结节连线的中、内1/3段交接点下方，定位不可以过低，以免穿透大隐静脉根部（图6-3）。

三、中心静脉压监测

（一）中心静脉压（central venous pressure，CVP）

是指上、下腔静脉进入右心房处的压力，可通过置入中心静脉导管直接测量。小儿中心静脉压测定：从静脉将中心静脉导管插入，至上下腔静脉近右心房处。该管可

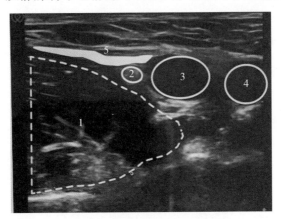

1：髂腰肌；　2：股神经；　3：股动脉；　4：股静脉；　5：髂筋膜

图6-3　超声下显示的股静脉周围区域解剖示意图

作为补液和测压用。测中心静脉压时应以腋中线第四肋间为零点。CVP的正常值范围为6～12cmH$_2$O，常用于临床上指导液体治疗的补液速度和补液量，CVP直接与右房压相关联，如右室生理和解剖均正常，则可反映右心室舒张末期压力。正常情况下，右心主要功能是维持较低的CVP，以保证静脉回流，当存在右心功能不全时，少量的液体可导致CVP明显升高，因此通常以CVP作为右室前负荷指标，提示回心血量和右心功能，如超过12cmH$_2$O，表明容量过多，右心衰或输液量过多。但右心充盈压易受心包腔和胸腔内压力的影响，例如心包填塞和大量胸腔积液均会增加右心室跨壁压，使CVP上升，应注意进行区别。因小儿先天性心脏病和急腹症患者比较多，在不确定手术风险和手术时间时也可以随时监测CVP。

（二）中心静脉血管通路

目前小儿临床常用的中心静脉血管通路包括3种：

1. 经颈内静脉、股静脉置入的中心静脉导管（central venous catheter，CVC）。

2. 经外周静脉置入的中心静脉导管（peripherally inserted central catheter，PICC）。

3. 经颈内静脉或锁骨下静脉的完全植入式静脉输液港（implantable venous access port，IVAP）。

其中CVC和PICC可作为ICU患者留置中心静脉导管的首选。

第2节　小儿中心静脉穿刺置管术的适应证和禁忌证

中心静脉通路不仅可用于外周静脉通路受限患儿的诊断和治疗，还可用于血液透析、血流动力学监测以及活性血管药物和特殊药物、血液制品和肠外营养的输注。

一、适应证

1. 外周静脉通路不易建立或不能满足需要。

2. 长期静脉输入刺激性药物（如化疗）和静脉内高营养的患儿。

3. 胃肠外高营养治疗患儿。

4. 脱水失血和血容量不足需大量输血、输液患儿。

5. 危重患者抢救、心脏直视手术、创伤失血多的手术等。

6. 经中心静脉导管放置临时或永久心脏起搏器。

7. 血液净化患儿。

8. 小儿各类休克。

9. 抽取静脉血、放血或换血。

10. 严重创伤或急性循环功能衰竭时需应用血管活性药物治疗等危重症。

二、禁忌证

1. 上腔静脉综合征，不能通过上肢静脉或颈内静脉穿刺置管。

2. 严重的出、凝血功能障碍。

3. 胸部畸形。

4. 穿刺部位感染。

5. 不能配合患儿。

6. 持续休克。

7. 近期放置心脏起搏器电极者。

第3节　小儿中心静脉穿刺置管术的操作流程

一、小儿颈内静脉穿刺置管术操作流程

（一）穿刺用品准备

1. 中心静脉导管穿刺包：5mL无菌注射器、穿刺针、J型导引钢丝、深静脉导管、皮肤扩张器、平头压力探针、无菌孔巾。

（1）中心静脉导管型号选择的影响因素：由于患儿年龄、体重、身高不同，比成人使用的中心静脉型号会多一些。我们需要对不同的年龄体重选择不同型号的中心静脉穿刺包。

①依据置管目的选择CVC

儿科患者的年龄及血管因素、置管目的、尽量减少导管相关并发症等都是麻醉医生在选择CVC型号时需要考虑的因素。临床工作中主要依据以下情况来选择CVC：a. 建立中心静脉液体通路：根据需要的液体输注速度选择导管规格，根据需要的中心静脉液体通路数量选择型号（单腔CVC、双腔CVC或三腔CVC）。b. 中心静脉压持续监测：通常选择双腔CVC或三腔CVC。c. 血液透析：CVC留置时间长，且需保证引流速度通畅，尽可能选择大管腔导管，可考虑特殊涂层导管。d. 干细胞采集：CVC留置时间短，要求引流快，尽可能选择大管腔导管。

②依据所需通路的数量选择CVC

单腔CVC适用于早产儿、低体重新生儿及单纯需中心静脉输液通路患者；双腔CVC适用于需中心静脉输液通路+中心静脉压持续监测的儿科患者；三腔CVC适用于需2个中

心静脉输液通路+中心静脉压持续监测的儿科患者。双腔或者三腔CVC增加了可使用中心静脉输液通路数量，方便中心静脉压持续监测、血管活性药物的泵注。同型号的CVC增加通路数量会增加导管外径，导致血栓等并发症的发生比例增加。

③尽量减少导管相关并发症

血管内膜受损、血流缓慢和血液高凝状态是血栓形成的高危因素。静脉置管会造成一定范围的血管损伤，愈合后会导致该区域的纤维性狭窄。同一部位再次穿刺会导致该血管再次损伤。血管内被导管反复摩擦的位点也会受损，继而发生狭窄。进行性静脉狭窄最终会导致静脉血栓形成。建议选择CVC时，其外径不应超过静脉内径的1/3，多腔导管更容易产生血液湍流和瘀滞，通过超声探查血管内径也有助于麻醉医生选择导管型号。

④依据年龄及血管内径选择导管

对于儿科患者而言，不同年龄阶段应选择不同内径的导管（表6-1）。French（Fr）是导管的周长单位，4Fr代表导管周长4mm；Gauge（G）是导管口径粗细的单位，其数值越大，导管越小。通常依据前述，CVC外径不超过静脉内径的1/3的方式来选择导管，减少并发症的发生。

2. 输液套装：一次性无菌输液器，50mL、100mL或者250mL生理盐水。

3. 消毒用品：碘伏、无菌纱布、无菌镊子、医用手消毒液。

4. 其他：无菌手套（选择适合麻醉医生手大小的医用手套）、1%利多卡因5mL、麻

表6-1　各型号导管适用范围

型号		外径（mm）	适用静脉内径（mm）	适用范围
单腔	22G	0.9	2.7	早产儿
	20G	1.15	3.45	足月新生儿
	18G	1.4	4.2	婴幼儿
	16G	1.7	5.1	儿童
	14G	2.0	6	儿童
双腔	4F	1.4	4.2	早产儿
	5F	1.7	5.1	新生儿、婴幼儿、儿童
	7F	2.4	7.2	>6岁的儿童
三腔	5.5F	1.85	5.55	新生儿、婴幼儿、儿童
	7F	2.4	7.2	>6岁的儿童

注：各个厂家生产的导管型号及外径可能存在一定误差。

醉机和心电监护设备。

（二）压力监测装置的准备

包括压力袋、肝素盐水、压力管道及管道冲洗装置、换能器和监测仪。检查管道连接旋钮和开关的位置，管道充液并需排空气泡，连接监测仪；使用前应调节零点。

（三）操作者准备

1.核对患儿信息。

2.向患儿家属自我介绍，解释穿刺目的、过程、意义等，签署知情同意书。

3.操作者洗手，戴帽子、口罩，穿无菌手术衣。

4.确定患儿穿刺位置，穿刺部位局部备皮。

（四）操作步骤

颈内静脉穿刺，置管可采用前路、中路和后路。虽然穿刺路径各有不同，但操作技术基本一致。现以右颈内静脉中路插管技术为例说明。

（1）患者的体位：患者平卧、头低15°~20°，右肩背部略垫高、头略转向左侧，使颈部伸展。

（2）穿刺点定位：触摸胸锁乳突肌的胸骨头和锁骨头以及与锁骨所形成的三角形，在三角形的顶部触及颈总动脉搏动，在搏动的外侧旁开0.5~1cm为穿刺点。常规超声下定位，确保定位准确。可以选择穿刺前定位标示穿刺点，也可以消毒铺巾以后在超声引导下直接穿刺（图6-4）。

（3）消毒铺单：用碘伏消毒局部皮肤，消毒范围上至下颌角，下至乳头水平，内侧过胸骨中线，外侧至腋前线。操作者戴无菌手套。铺无菌孔巾。如果患儿在清醒状态下穿刺，则需要使用1%利多卡因逐层局部浸润麻醉。

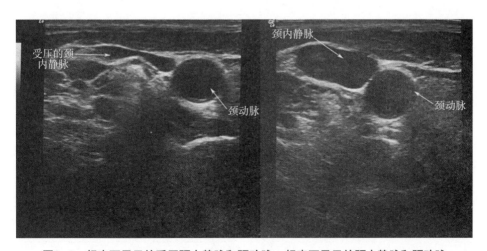

图6-4　超声下显示的受压颈内静脉和颈动脉；超声下显示的颈内静脉和颈动脉

（4）穿刺：

①盲穿刺：患儿选择22G或者24G套管针，针与皮肤成30°~45°角，针尖指向同侧乳头或锁骨中、内1/3交界处。在进针过程中保持注射器内轻度持续负压。回抽注射器见有暗红色血液，提示针尖已进入静脉。确认方向、角度和进针深度，然后拔出管芯，置入对应型号的金属导丝。

②超声引导下穿刺：无菌保护套包裹超声探头，超声下显影后套管针进行穿刺。边进针边回抽，当血液回抽和注入十分通畅时，注意固定好穿刺针位置，置入导丝。

（5）置入导丝：导丝进入长度根据患儿年龄和体重8~15cm即可，切忌过深，引起心律失常或室颤。导丝置入困难是麻醉医生经常面对的问题，通常包括以下原因：①静脉细小；②静脉狭窄；③静脉瓣膜阻挡；④静脉受压；⑤仅针尖部分进入血管。建议使用超声引导辅助放置导丝，避免强行置入导丝对儿科患者的血管壁造成损伤。

（6）扩张皮肤切口：尖头刀片扩皮后，使用扩张器扩张皮肤及皮下组织。

（7）引入导管：将导管套在导引钢丝外面，左手拿导引钢丝尾端，右手将导管插入，待导管进入颈内静脉后，边退钢丝，边推进导管。

（8）确认导管位于静脉内并固定导管：回抽导管内血液通，使用生理盐水冲洗，盖上肝素帽。皮肤入口处用缝线固定导管，局部皮肤消毒。覆盖贴膜。接上CVP测压管或输液装置，测压管需用肝素生理盐水冲洗1次。

（9）人文关怀：整理用物。必要时对清醒向患者讲明注意事项，协助患者整理衣物、恢复舒适体位。

（10）术后观察：操作完毕，应密切观察患儿生命体征，必要时拍摄X线片确定导管位置及走向。

二、小儿股静脉穿刺置管术操作流程

（一）体位

小儿股静脉和股动脉位置不定，需要选择合适的体位，取仰卧位膝关节微屈，患儿越小微屈度越明显，臀部稍垫高，髋关节伸直并稍微外旋。

（二）穿刺

消毒、铺巾、使用超声对儿童股静脉定位是比较容易的，选择左侧或者右侧股静脉都可以，血管解剖学变异相比较成人明显，置管难度稍高。超声定位请选择髂前上棘与耻骨结节连线的中、内1/3段交接点下方，选择22G或者24G套管针，针与皮肤成30°~45°角，回抽注射器见有暗红色血液，提示针尖已进入静脉。确认方向、角度和进针深度，然后拔出管芯，置入对应型号的金属导丝。

（三）其他操作

同颈内静脉穿刺。

第4节 小儿中心静脉穿刺置管术的并发症

一、气胸

气胸是较常见的并发症之一，出现气胸后应及早做胸膜腔穿刺抽气或胸腔壁式引流。如穿刺后患者应用机械正压通气，则有引起张力性气胸的可能，表现为低血压或低氧血症，应加以防范。

二、心脏压塞

心脏压塞与导管置入过深有关。插管时如导致上腔静脉、右心房或右心室损伤穿孔，则可引起心包积液或积血。当液体或血液在心包腔或纵隔内积聚达300～500mL时，就足以引起致命的心脏压塞。留置中心静脉导管的患者如果突然出现发绀、面颈部静脉怒张、恶心、呼吸困难、胸骨后及上腹部疼痛，同时伴有低血压、脉压变小、奇脉、心动过速、心音低而遥远，应考虑有心脏压塞的可能。此时应：立即停止经中心静脉输注液体；将输液容器的高度降至低于患者心脏水平，利用重力作用尽量吸出心包腔或纵隔内的血液或液体，然后慢慢地拔除导管；如症状无改善，应立即行心包穿刺减压。

三、血胸、胸腔积液、纵隔积液

穿刺过程中如果将静脉甚或动脉壁撕裂或穿透，同时又将胸膜刺破，则形成血胸。如果中心静脉导管误入胸腔内或纵隔，液体输入后可引起胸腔积液或纵隔积液。因此，置管后应常规检查导管末端是否位于血管内。方法是降低输液瓶高度，低于心脏水平，放开输液调节器，观察回血是否通畅。胸部X线片有助于诊断。一旦出现肺受压的临床症状，应警惕是否出现血气胸，处理方法是立即拔退导管并做胸腔闭式引流。

四、空气栓塞

在经穿刺针或套管内插入导引钢丝或导管时，常在取下注射器而准备插管前1～2秒可能有大量的空气经针孔或套管进入血管。操作熟练可减少此并发症的发生。

五、血肿

在穿刺过程中，如细小探针损伤动脉，应立即局部按压5分钟防止血肿形成；如果误将导管置入动脉内，特别是压迫止血困难的部位，在拔出导管前需要外科会诊。抗凝治疗的患者，因血肿形成的机会较多，穿刺插管应特别慎重。

六、感染

导管在体内留置时间过久可引起血栓性静脉炎。多见于股静脉，反复多次穿刺、局部组织损伤、血肿均可增加局部感染的机会。导管留置期间无菌护理可预防感染的发生。当患儿出现不能解释的寒战、发热、白细胞数升高、局部红肿、压痛等，应考虑拔除中心静脉导管并做细菌培养。经中心静脉营养治疗的患者，因患者本身营养不良、一般状况差，更应密切防范感染的发生。

七、导管异位

经颈内静脉进行CVC置管时，CVC尖端朝向儿科患者的头端而非近心端，继而引起并发症的产生。

八、导管尖端移位

CVC置入过浅，容易发生导管移位。经CVC侧管输注钙剂或特殊药液时易导致渗漏，造成局部组织坏死，形成脓腔。

九、血管闭塞

对CVC置管的儿科患者进行术后随访后发现，部分儿科患者有血管闭塞的现象发生。相较于进行其他类型手术而言，行心脏手术的儿科患者的CVC置管深度浅，术后血栓的发生率显著高于其他类型手术。因此，置管深度不同可能是术后血栓形成的影响因素，进而引起远期的血管闭塞。

第5节　小儿中心静脉穿刺置管术的临床新进展

一、超声引导下中心静脉穿刺置管术

普通以解剖标志为指导的深静脉穿刺常需多次穿刺才获成功，且常有并发症发生。

近年来便携式超声仪的出现，使超声引导下深静脉穿刺置管技术迅速发展。因其具有穿刺成功率高、并发症少的优点，成为目前临床常用的、安全的技术手段之一。

二、经外周静脉置入中心静脉导管（peripherally inserted central catheter，PICC）

近年来，PICC技术在临床上得以广泛应用，一般以肘部贵要静脉为首选进行穿刺，其次为肘正中静脉、头静脉。相对于颈内静脉、锁骨下静脉穿刺置管技术，PICC具有创伤小、并发症少、成功率高、导管留置时间长（6个月至1年）等优点，而且操作相对简单，可由经过培训的护士进行操作。为长期输液、静脉高营养治疗及输入刺激性药物提供了安全、无痛性输液通路。PICC的主要适应证包括：5日以上的静脉治疗；刺激性药物（如化疗）、高渗性或黏稠性液体（如TPN）输入；需反复输血或输入血制品，或需反复采血；输液泵或压力输液者。PICC同样适用于婴儿及儿童。

参考文献

[1] 王天龙, 刘进, 熊利泽. 摩根临床麻醉学[M]. 第6版. 北京: 北京大学医学出版社, 2020.

[2] 邓小明, 姚尚龙, 于布为, 等. 现代麻醉学[M]. 第5版. 北京: 人民卫生出版社, 2020.

[3] 郭曲练, 姚尚龙. 临床麻醉学[M]. 第4版. 北京: 人民卫生出版社, 2016.

[4] 邓小明, 黄宇光, 李文志. 米勒麻醉学[M]. 第9版. 北京: 北京大学医学出版社, 2021.

[5] 隽兆东, 张蕊. 麻醉技能学[M]. 北京: 人民卫生出版社, 2019.

[6] 姜保国, 陈红. 中国医学生临床技能操作指南[M]. 第3版. 北京: 人民卫生出版社, 2020.

[7] 李文志, 赵国庆. 麻醉学[M]. 第2版. 北京: 人民卫生出版社, 2021.

[8] 亚洲急危重症协会中国腹腔重症协作组, 郭丰, 蒋正英, 等. 重症患者中心静脉导管管理中国专家共识(2022版)[J]. 中华消化外科杂志, 2022, 21(3): 313-322.

张素红　袁嘉蔚

第7章 儿童基础生命支持

第1节 相关基础知识

基础生命支持（basic life support，BLS）是心脏骤停后挽救生命的基础，是维持人生命体征基础的救生方法和手段。目的是在尽可能短的时间里，用简单易行的措施进行心肺复苏术（cardiopulmonary resuscitation，CPR）建立人工呼吸和循环支持。包括：心脏按压维持循环、人工呼吸保证供氧、电除颤纠正室颤。主要目标是向心、脑及全身重要脏器供氧，延长机体耐受临床死亡的时间。

第2节 儿童基础生命支持的操作流程

一、识别并启动应急反应系统

1. 判断意识，轻拍双肩，高声呼唤："你还好吗？"。

2. 迅速识别无反应情况，启动紧急反应系统。

3. 一旦发现患者没有反应，医护人员必须立即就近呼救，启动应急反应系统，同时继续检查呼吸和脉搏。

4. 尽量减少延迟，鼓励快速、有效、同步的检查和反应。

二、检查呼吸与脉搏

1. 脉搏：食指和中指并拢，由气管正中位置划向气管与颈部胸锁乳突肌之间的沟内，触摸患者颈动脉以感觉有无搏动。

2. 呼吸：耳朵贴近鼻孔感受气流，同时眼睛观察胸廓是否有起伏。

3. 呼吸与脉搏检查同时进行，5～10秒完成，如10秒内仍不能确定有无脉搏，应立即实施胸外按压。

三、胸外按压（circulation，C）

基础生命支持步骤：C-A-B。相关指南推荐同时提供人工呼吸和胸外按压。如果不

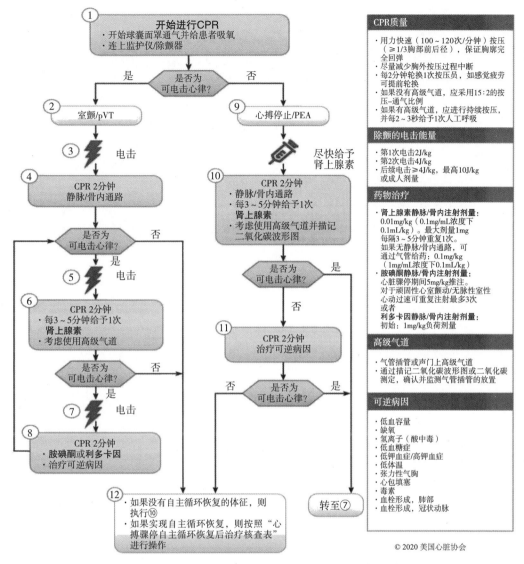

CPR质量
- 用力快速（100～120次/分钟）按压（≥1/3胸部前后径），保证胸廓完全回弹
- 尽量减少胸外按压过程中断
- 每2分钟轮换1次按压员，如感觉疲劳可提前轮换
- 如果没有高级气道，应采用15:2的按压-通气比例
- 如果有高级气道，应进行持续按压，并每2～3秒给予1次人工呼吸

除颤的电击能量
- 第1次电击2J/kg
- 第2次电击4J/kg
- 后续电击≥4J/kg，最高10J/kg或成人剂量

药物治疗
- **肾上腺素静脉/骨内注射剂量：**0.01mg/kg（0.1mg/mL浓度下0.1mL/kg）。最大剂量1mg每隔3～5分钟重复1次。如果无静脉/骨内通路，可通过气管给药：0.1mg/kg（1mg/mL浓度下0.1mL/kg）
- **胺碘酮静脉/骨内注射剂量：**心脏骤停期间5mg/kg推注。对于顽固性心室颤动/无脉性室性心动过速可重复注射最多3次或者
- **利多卡因静脉/骨内注射剂量：**初始：1mg/kg负荷剂量

高级气道
- 气管插管或声门上高级气道
- 通过描记二氧化碳波形图或二氧化碳测定，确认并监测气管插管的放置

可逆病因
- 低血容量
- 缺氧
- 氢离子（酸中毒）
- 低血糖症
- 低钾血症/高钾血症
- 低体温
- 张力性气胸
- 心包填塞
- 毒素
- 血栓形成，肺部
- 血栓形成，冠状动脉

© 2020 美国心脏协会

图7-1 2020年AHA美国心脏协会（American Heart Association）儿童心脏骤停抢救流程图

能提供人工呼吸，至少应该进行胸外按压。

1. 安置复苏体位：躯体成直线，双手放置于躯体两侧，解开衣扣和腰带。

2. 按压位置：胸骨中下1/3交界处，两侧乳头连线与前正中线交点。

3. 按压方法：最好使用双拇指环绕技术对婴儿进行胸外按压，注意避免不完全回弹。单人救援者可以选择使用双指技术。对于1岁以上的儿童，根据体型和手的跨度，使用单手或双手技术。在使用单手技术的情况下，另一只手可以在整个过程中保持开放的气道（或在肘部稳定手臂）。①双掌按压法：施救者两手掌重叠置于患儿两乳头连线水平的胸骨上，即胸骨下半部，肘关节伸直，凭借体重、肩臂之力垂直向患儿脊柱方向挤压。挤压时手指不可触及胸壁以免肋骨骨折，放松时手掌不应离开患儿胸骨，以免按

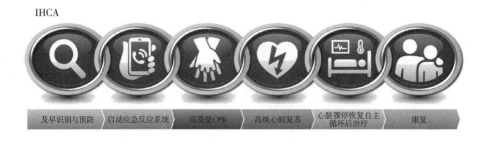

图7-2 AHA儿童院内心脏骤停（in-hospital cardiac arrest，IHCA）和院外心脏骤停（out-of-hospital sudden cardiac arrest，OHCA）生存链

压部位变动。②单掌按压法：适用于幼儿。仅用一只手掌按压，方法及位置同上。③双指按压法：适用于婴儿，施救者一只手放于患儿后背起支撑作用，另一只手示指和中指置于两乳头连线正下方的胸骨上，向患儿脊柱方向按压。④双手环抱按压法：适用于婴儿及新生儿，施救者双手拇指重叠或平放于两乳头连线正下方，双手其余四指环绕婴儿胸部置于后背，双手拇指向背部按压胸骨的同时用其他手指挤压背部。

4. 频率：至少100次/分钟。

5. 按压幅度：按压胸骨下半部，至少占胸部前后距离的1/3。按压的深度不应超过成人6cm的限度（约为成人拇指的长度）。

四、开放气道（airway，A）

仰头抬颏法和推举下颌法。后者仅在怀疑头部或颈部损伤时使用，因为此法可以减少颈部和脊椎的移动。

遵循以下步骤实施仰头抬颏：将一只手置于患者的前额，然后用手掌推动，使其头部后仰；将另一只手的手指置于下颌下方；提起下颌，使下颌骨上抬。注意在开放气道同时应该用手指挖出患者口中异物或呕吐物，有义齿者应取出义齿。

五、人工呼吸（breathing，B）

1. 口对口：开放气道→捏鼻子→口对口→正常吸气→缓慢吹气（1秒以上），胸廓明显抬起，连续2次吹气→松口、松鼻→气体呼出，胸廓回落，避免过度通气。

2. 球囊–面罩通气：采用EC手法固定面罩，一只手拇指和示指成C形置于面罩边缘，加压面罩于患者面部，中指、无名指、小指成E形托住患者下颌。用另一只手均匀挤压气囊，挤压气囊的1/3～2/3为宜，不可时大时小，以免损伤肺组织，避免过多气体挤压到胃部。美国AHA 2020年指南提出：根据儿童复苏的最新数据，针对所有儿童复苏场景，建议将辅助通气频率增至每2～3秒通气1次（每分钟通气20～30次）。

六、复苏效果评估（每5个循环后评估）

1. 颈动脉搏动恢复。

2. 自主呼吸恢复。

3. 瞳孔回缩。

4. 意识恢复。

5. 面色、口唇、皮肤颜色转红润。

七、电除颤

处于心脏骤停状态的儿童，单独的救援者应立即开始上述CPR。在原发性可电击心律可能性极高的情况下，如突然目击晕倒，在呼叫紧急医疗服务（emergency medical service，EMS）时，如果可直接接触到，应迅速收集并使用自动体外除颤器（automated external defibrillator，AED）。如果有一个以上的救援人员，第二个救援人员将立即呼救，然后收集和应用AED（如可行）。经过培训的提供者在使用AED时应限制无流量的时间，在电击输出或无电击后立即重新开始心肺复苏；垫子的使用应尽量减少或不中断CPR。如可能，应对婴儿和8岁以下的儿童使用带有儿童衰减器的AED。如无此设备，建议使用适用于所有年龄的标准AED。

2020年AHA美国心脏协会（American Heart Association）儿童心脏骤停抢救流程图见图7-1。

AHA儿童院内心脏骤停（in-hospital cardiac arrest，IHCA）和院外心脏骤停（out-of-hospital sudden cardiac arrest，OHCA）生存链见图7-2。

参考文献

[1] 朱威, 徐佳, 陆远强. 《2020年美国心脏协会心肺复苏及心血管急救指南》成人生命支持部分建议内容分析[J]. 中华危重症医学杂志: 电子版, 2020, 13(5): 379-381.

[2] 李钰瑶, 袁红秀, 王晓东, 等. 2022年心肺复苏与心血管急救科学和治疗建议国际共识解读——儿童和新生儿生命支持[J]. 华西医学, 2023, 38(11): 1640–1647.

[3] Patrick VV, Nigel MT, Jana D, et al. European Resuscitation Council Guidelines 2021: Paediatric Life Support[J]. Resuscitation, 2021 Apr: 161: 327–387.

[4] 王天有, 申昆玲, 沈颖, 等. 实用儿科学[M]. 第9版. 北京: 人民卫生出版社, 2022.

[5] 许峰. 实用儿科危重病抢救常规和流程手册[M]. 第2版. 北京: 人民卫生出版社, 2020.

李宁　商丽娜

第8章　新生儿复苏

在出生时从胎儿转向新生儿会发生很多生理变化，新生儿复苏（neonatal resuscitation）在解剖生理上与幼儿和成人有很大不同。

第1节　新生儿复苏的操作目的、适应证及禁忌证

一、操作目的

提高新生儿窒息及早产儿抢救的成功率，尽可能减少和避免并发症的发生，减轻对各脏器的损伤。

二、适应证

适用所有新生儿，特别窒息新生儿和早产儿。

三、禁忌证

无。

第2节　新生儿复苏的操作流程

一、危险评估

新生儿复苏与幼儿和成人的一个重要不同是很大程度上可以预知，母亲处于高危状态或胎儿监测提示出生时新生儿可能会处于高危状态，因而能够提前进行复苏准备。分娩前及分娩中对胎儿进行评估（表8-1）就可以预测是否出生时需要进行复苏，分娩中某些因素也常预示出生时需要对新生儿进行复苏。

新生儿即刻复苏至关重要，因为处理不及时就可迅速造成严重的低氧血症、呼吸性酸中毒，呼吸性酸中毒及低氧血症又可使胎儿循环和右向左分流持续存在，需要复苏的新生儿常有显著的右向左分流。Apgar评分对新生儿状况及复苏指征是一项简单但极

有价值的参考（表8-2）。出生后1分钟和5分钟Apgar评分是评估新生儿生理状态的客观指标。

表8-1 分娩前存在可能需对新生儿进行复苏抢救的因素

母亲糖尿病	胎儿畸形	有死产史	羊水过多
妊娠高血压	过期妊娠	在第2或第3孕月有出血	羊水过少
慢性高血压	早产	母亲有感染	胎膜早破
母亲患有重要器官慢性疾病	多胎妊娠	缺乏产前护理	胎儿活动差
贫血	体积与日期不合	高龄孕妇	

表8-2 Apgar评分

体征	出生后1分钟内评分（一评）		
	0分	1分	2分
心率（P）	0	<100次/分钟	≥100次/分钟
呼吸（R）	无	微弱，不规则	规则，哭声响
肌张力（A）	松弛	四肢略屈曲	四肢活动好
弹足底或导管插鼻反应（G）	无反应	有反应，如皱眉	咳嗽，哭声响
皮肤颜色（A）	青紫或苍白	躯干红，四肢紫	全身红
总分	10分		

Apgar评分0～2分需立即行心肺复苏；3～4分应给新生儿贮气类面罩通气一段时间并需进一步复苏；5～7分新生儿正常情况下给予供氧并刺激即可。对新生儿的呼吸情况可通过观察胸廓起伏和听诊来评估。心音可通过听诊或者触摸脐动脉来评估。

二、物品准备

1. 保暖：预热的开放式辐射台、大毛巾、塑料薄膜（保鲜膜）、小帽子、温度传感器。

2. 清理气道：吸球、根据患儿胎龄选择合适型号吸痰管（早产儿选择8F，足月儿选择10F）、负压吸引器、胎粪吸引管。

3. 评估：听诊器、脉搏氧饱和度检测仪。

4. 氧气装置：常压给氧装置、目标脉搏氧饱和度表格。

5. 通气：氧流量10L/min，空氧混合器，胎龄<35周早产儿给氧浓度21%～30%，正压通气装置（新生儿复苏球囊），足月儿和早产儿面罩，8号胃管，大号空针。

6. 气管插管：喉镜、根据胎龄选择喉镜片（足月儿1号、早产儿0号，00号备选）、导管管芯、不同型号气管导管（2.5号、3.0号、3.5号）、呼气末CO_2检测器、防水胶布及导管固定装置、剪刀、喉罩、卷尺及气管插管插入深度表、5mL注射器。

7. 药物：肾上腺素（1∶10000）、生理盐水、脐静脉导管和给药用物。

8. 其他：心电监护仪和电极片。

三、组建团队

1. 至少一名熟练掌握复苏技术医护人员在场。

2. 如有高危因素需要多名医护人员组成团队，并进行分工。

3. 操作者洗手，戴口罩；医生负责体位及呼吸，护士负责清理气道、按压及给药等。

4. 了解患儿病情。

5. 掌握新生儿复苏相关知识，并发症的诊断与处理。

四、操作步骤

新生儿复苏4步骤：

每步评估大约30秒，包括完成每步后的重新评估。通过观察呼吸、心率和颜色三大生命体征来决定是否进行下一步复苏。

（一）刺激和吸引

不耐受寒冷的新生儿出生后应周身擦干并置于预先加温的辐射台中，以减少热量散失加重酸中毒。新生儿合适体位为嗅花位，避免过曲或过伸，保持呼吸道开放，以利分泌物引流。吸引器清除口腔、鼻内血液、黏液或胎粪。吸引不应超过10秒，两次吸引中间应供氧。吸引时应监测心率，因为低氧血症或咽部刺激会产生迷走神经反射而致心动过缓。存在胎粪污染羊水的新生儿应该在胎头娩出后胎胸娩出前由产科医生进行呼吸道吸引（产时吸引）。另外，对这种新生儿推荐常规行气管插管及时吸引吸入的污染物（稠厚的胎粪过于黏稠，不易经吸引管吸出）。最近有证据表明，常规分娩期吸引并未使误吸综合征减少，所以不再建议常规去做。有胎粪污染或胎儿不活跃，出生后应立即行气管插管吸引。

（二）通气

新生儿复苏成功的关键在于建立充分的正压通气。

1. 指征：呼吸暂停或喘息样呼吸，心率<100次/分钟。如果新生儿有呼吸且心率≥100次/分钟，但是有呼吸困难或持续中心性发绀（通过检查面部、躯干和黏膜来确定），末梢发绀（仅手和足）并不意味着低氧血症，在常压给氧后新生儿氧饱和度不能维持在目

标值（表8-3），可以考虑尝试给予正压通气。

表8-3　新生儿导管前目标血氧饱和度

分娩后时间（分钟）	目标SpO$_2$（％）
1	60～65
2	65～70
3	70～75
4	75～80
5	80～85
10	85～95

2. 气囊面罩正压通气：

（1）方法：首选双手放置面罩法，即双手拇指、示指握住面罩，双手其余3指放在下颌骨角，向面罩方向轻抬下压，保证面罩的密闭和体位，助手站在侧面挤压球囊。单人选择"E-C"手法：左手拇指和示指固定面罩，其余3指抬下颌，保证气道通畅。通气频率40～60次/分钟（胸外按压时为30次/分钟）；通气压力需要20～25cmH$_2$O。少数病情严重的新生儿可用2～3次30～40cmH$_2$O的通气压力，以后压力维持在20cmH$_2$O。

（2）评估通气有效性：开始正压通气5次后，通过胸廓是否有起伏评估通气是否有效，如无效需要矫正通气步骤至通气有效，有效正压通气30秒后评估心率。

（3）矫正通气步骤（MRSOPA）：M即重新放置面罩，R即重新摆正体位，做完这两步后评估通气是否有效，如仍无胸廓起伏继续矫正通气步骤。S即吸引口鼻，O即打开口腔，做完这两步后继续正压通气，如仍无胸廓起伏继续矫正通气步骤，P即适当增加压力，可用压力计指导增加压力，每次增加5～10cmH$_2$O，足月儿最大40cmH$_2$O，再次尝试正压通气并观察胸廓有无起伏。如胸廓仍无起伏要考虑A，即气管插管或喉罩气道。

有效正压通气30秒后评估，如心率＞100次/分钟，逐渐减少正压通气的频率和压力，观察有无有效的自主呼吸；如心率＞100次/分钟，有效的自主呼吸恢复，可停止正压通气；如脉搏、氧饱和度未达目标值，可以给予常压吸氧；如心率60～99次/分钟，再评估通气有效性，必要时气管插管；如心率＜60次/分钟，再评估通气，必要时可以再做MRSOPA，如心率仍＜60次/分钟，考虑气管插管，增加氧浓度至100％，开始胸外按压。同时注意观察胃部充盈情况，必要时置入8F胃管，注射器抽吸或置于开放状态。

3. 气管插管：

（1）指征：需要气管内吸引清除胎粪；气囊面罩正压通气无效或需要长时间正压通气；胸外按压；经气管注入药物；特殊复苏情况，如先天性膈疝或超低出生体重儿。

（2）准备：不同型号的气管导管、管芯、喉镜，准备好吸引装置。

（3）方法：新生儿喉头位于第4～第6颈椎，比成人位置更高、更靠前。头后仰会使喉头进一步前移，使插管更困难，所以气管插管或面罩–呼吸囊通气时，新生儿的头部应处于正中前位。用左手拇指及示指握住喉镜柄，喉镜置入口内后，用中指及无名指扶住新生儿下颌，这样用手把喉镜及新生儿的头连接成一个整体，有利于稳定喉镜。为了帮助显露声门，可用左手小指按压舌骨，使喉头向后移。镜片前端下压会厌，明视声门后，把适当大小的导管插入声门1～2cm。1号喉罩可用于代替气管插管，保持新生儿呼吸通畅并可进行正压通气。喉罩使用方便、迅速、有效，并对声门、喉头刺激小，值得在新生儿复苏中推广应用。它的缺点是不能进行气管内吸引。在暴露声门时不可上撬镜片顶端来抬起镜片。插入导管时，如声带关闭，可采用Hemlish手法。助手用右手示指和中指在胸外按压的部位向脊柱方向快速按压1次，促使呼气产生以打开声门。整个操作要求在20秒内完成。

（4）确定导管位置正确的方法：

①胸廓起伏对称。

②听诊双肺呼吸音一致，尤其是腋下，且胃部无气过水音，胃部无扩张。

③呼气时导管内有雾气。

④心率、肤色和新生儿反应好转。

⑤呼出气CO_2，检测仪可有效确定有自主循环的新生儿气管插管位置是否正确。

（5）确定导管深度的方法：

①声带线法：导管声带线标志与声带水平吻合。

②胸骨上切迹摸管法：操作者或助手的小指尖垂直置于胸骨上切迹，当导管在气管内前进，小指尖触摸到管端，则表示管端已达气管中点。

③体重法（表8-4）。

④鼻中隔耳屏距离法（NTL）：测量鼻中隔至耳屏的距高+1cm。

⑤根据胎龄预测气管导管插入深度（表8-5）。

表8-4　体重和气管导管深度

体重（kg）	插管深度（cm）	气管导管ID（mm）
1	7	2.5（体重＜1.5kg）
2	8	3.0（1.5kg＜体重＜2.5kg）
3	9	3.5（体重＞2.5kg）
4	10	3.5（体重＞2.5kg）

表8-5 新生儿插管深度

胎龄（周）	插入深度（cm）	新生儿体重（g）
23～24	5.5	500～600
25～26	6.0	700～800
27～29	6.5	900～1000
30～32	7.0	1100～1400
33～34	7.5	1500～1800
35～37	8.0	1900～2400
38～40	8.5	2500～3100
41～43	9.0	3200～4200

⑥胸片定位。

（三）胸部按压

1. 指征：充分正压通气30秒后心率＜60次/分钟，在正压通气同时需进行胸外按压。

2. 按压方法：拇指法。新生儿两乳头连线中点的下方，即胸骨体下1/3。按压深度约为前后胸直径的1/3，产生可触及脉搏的效果。按压和放松的比例为按压时间稍短于放松时间，放松时拇指或其余手指不应离开胸壁，以120次/分钟的速率使胸骨下陷1/3。新生儿按压/呼吸比为30∶1，按压和呼吸应该保持同步，每分钟90次按压和30次呼吸。每30秒暂停一下重新评估呼吸、心率和颜色，直至自主心率大于60次/分钟。

（四）复苏药物及输注液体

进行纯氧充分通气并行胸外按压后，如心率仍低于80次/分钟，应给予复苏药物。给药途径及剂量见表8-6。脐静脉是三根脐血管中管径最大、管壁最薄的血管，为新生儿复苏的最佳血管通路。将脐带残端修整并消毒后插入3.5～5.0F导管，脐根部扎无菌脐带圈以防出血，导管应低于皮肤平面，吸出血液通畅，切忌气体进入循环系统。肾上腺素推荐浓度为1∶10000，剂量0.1～0.3mL/kg（0.01～0.03mg/kg），并用1mL生理盐水冲管。首选静脉给药，如果静脉通道无法建立时可以通过气管导管给药，但如果经气管导管给药，则应给予高剂量的肾上腺素，浓度为1∶10000，剂量0.5～1mL/kg（0.05～0.1mg/kg）。如有必要每5分钟可重复使用肾上腺素，并每45～60秒评估1次心率。纳洛酮只有在母亲用了阿片药物造成新生儿呼吸抑制的特殊情况下才给予。碳酸氢钠只是在通气充足而存在明显代谢性酸中毒或所有措施都没有效果的情况下才给予。严重酸中毒，pH＜7.0会降低药物效果，所以应尽量把pH调到7.20。为避免血容量过多，所有药物都尽可能使用小容量。为了避免用液体冲洗死腔，可采取回抽血冲洗的办法，减少液体量。

通过测量动脉血压和体格检查（如皮肤颜色、灌注、毛细血管充盈时间、脉搏容积和肢体温度）来确定患者是否有低血容量。中心静脉压（central venous pressure，CVP）监测是确定是否有低血容量并能够指导补液的有意义指标。新生儿CVP正常值为$2 \sim 8cmH_2O$，如果CVP低于$2cmH_2O$，应考虑有低血容量。治疗低血容量需要补充血制品和晶体液来扩充血容量，也可使用白蛋白，但其有效性的证据有限。如果怀疑胎儿出生时存在低血容量，则应在新生儿出生前在分娩室备有O型、Rh阴性浓缩红细胞（如果血流动力学允许，可以缓慢滴注10mL/kg晶体液和血制品，时间应超过10分钟，以降低发生脑室内出血的可能性）。在一些罕见情形下，新生儿必须补充占血容量（足月新生儿为85mL/kg，早产儿为100mL/kg）50%以上的血液，特别是在胎儿出生过程中胎盘破裂。但在大多数情形下，新生儿补充$10 \sim 20mL/kg$以下的液体即可达到正常的平均动脉压水平。

五、并发症及处理

1. 气胸可由以下原因引起：气管插管位置不合适或正压通气时压力过高，需要机械通气，气胸可能会继续发展，甚至成为张力性气胸。应注意观察，必要时应用高频振荡通气、放置胸腔闭式引流管。

2. 吸入性肺炎可由以下原因引起：气道分泌物清理不彻底或长时间正压通气未放置胃管。应注意及时清理呼吸道，根据临床情况必要时给予抗感染治疗，严重者可能需要机械通气。

3. 局部皮肤压伤：长时间胸外按压时，按压部位可能出现局部压红、瘀斑。操作过程中应注意局部皮肤保护，可在按压部位垫一棉球，动作轻柔。

4. 牙龈或口腔黏膜损伤：气管插管时应注意操作轻柔、规范，一旦出现损伤，对症处理即可。

表8-6 新生儿复苏用药

名称	浓度	准备量	剂量	备注
肾上腺素	1:10000	1mL	$0.1 \sim 0.3mL/kg$静注或气管内给药$0.5 \sim 1.0mL/kg$	如果ET应用，可用盐水稀释至$1 \sim 2mL$
碳酸氢钠	0.5mEq/mL 0.4（4.2%）溶液	20mL	0.1mg/kg（0.25mL/kg）	注入时间必须大于2分钟，只能在通气有效的情况下应用
纳洛酮	0.4mg/kg	1mL	静注、气管内给药、肌注$5 \sim 20\mu g/$（kg·min）	
多巴胺	按需配浓度	稀释至100mL	$5 \sim 20\mu g/$（kg·min）	持续输注，密切监测血压心率
扩容剂	浓缩红细胞、5%白蛋白、盐水、乳酸林格液	40mL	2mEq/kg静注	$5 \sim 10$分钟给予

第3节　新生儿复苏的临床新进展

气胸发生率在自然分娩新生儿中占1%，在胎粪污染新生儿中占10%，在分娩室需机械通气的新生儿中占2%～3%。气胸一侧的胸壁常高于健侧，并且在通气时起伏小。心脏搏动最强点向无气胸的一侧偏移。气胸侧胸壁心音可能减弱。如果怀疑存在气胸，可将一个小型高强度冷光源置于新生儿胸壁皮肤上照射皮肤，气胸侧的胸壁会发光。用穿刺针或胸部引流管可以治疗气胸。

在2011年新生儿复苏指南中，关于新生儿复苏最新的变化就是除胸外按压或需要使用药物复苏时使用100%纯氧进行正压机械通气（positive pressure ventilation，PPV）外，均使用空气进行PPV。PPV开始时，为新生儿使用血氧探头（右手）监测很重要。对于早产儿，调整吸入氧浓度使患儿达到目标血氧饱和度。总之，①对于新生儿发绀或需要PPV者使用空气。②早于32周的早产儿调整氧浓度（表8-3）。③胸外按压或给予药物复苏时使用100%纯氧，之后调整氧浓度以达到目标SpO_2。④血氧探头在右手（导管前）监测。

低血压的其他原因：低血糖、低钙血症和高镁血症也可导致新生儿低血压。扩充血容量和（或）输注多巴胺对酒精或镁中毒引起的低血压通常有效。高镁血症的新生儿可给予葡萄糖酸钙，剂量为100～200mg/kg（给药时间应大于5分钟）。

参考文献

[1] 王天有, 申昆玲, 沈颖, 等. 诸福棠实用儿科学[M]. 第9版. 北京: 人民卫生出版社, 2022.

[2] 许峰. 实用儿科危重病抢救常规和流程手册[M]. 第2版. 北京: 人民卫生出版社, 2020.

[3] 中国新生儿复苏项目专家组. 新生儿复苏指南[J]. 中国新生儿科杂志, 2011, 26(4): 224-228.

[4] 李钰瑶, 袁红秀, 王晓东, 等. 2022年心肺复苏与心血管急救科学和治疗建议国际共识解读——儿童和新生儿生命支持[J]. 华西医学, 2023, 38(11): 1640-1647.

吕微　于志源

第9章　儿童电除颤

电除颤（也称为电复律）利用除颤仪对某些发生严重快速性异位性心律失常的心脏实施电击，借以消除这些心律失常。

第1节　相关基础知识

根据除颤仪所释放电脉冲通过心脏的方向，电除颤可分为单相波除颤和双相波除颤。

一、单相波除颤

单向波形由单极发出电流，从一个电极单向到另一个电极。根据电脉冲降低到零的速率，单相波除颤又分为单相衰减正弦（monophasic damped sine，MDS）波型和单相切角指数（monophasic truncated exponential，MTE）波型。目前，临床仍在使用的单相波除颤仪绝大多数属于MDS波型除颤仪。单相波除颤主要有两个缺点：①需要选择的能量较大，除颤的电流峰值较高，对心肌功能可能造成较明显的损伤。②对人体经胸阻抗的变化没有自动调节功能，特别是对高经胸阻抗者除颤效果不佳。

二、双相波除颤

在双相波除颤时，双相波除颤仪先后向心脏释放方向相反的双向电脉冲。按照波型，双相波除颤主要以双相切角指数（biphasic truncated exponential，BTE）波型和双相方波型（rectilinear biphasic wavefornl，RBW）为代表。与MDS波型相比，BTE波形的电流峰值较低，对心肌功能可能造成的损害程度较轻。另外，它能根据人体经胸阻抗的变化，通过某种方式给予补偿，尤其使高经胸阻抗者的除颤成功率得到保证。RBW则通过所谓"数码电阻桥"技术，自动预先测量人体经胸阻抗，快速调节除颤仪内部的数控阻抗，使总阻抗（机内阻抗+经胸阻抗）保持不变，进而维持除颤电流的相对"恒定"。双相波除颤具有以下优势：①能够降低除颤的电流阈值，电流峰值较低或电流相对"恒定"，需要的能量也较小，因此对心肌功能的潜在损伤轻微。②除颤随经胸阻抗的不同而调整，以维持有效的除颤波形，因此对不同经胸阻抗者均有较高的成功率。在室颤或者室性心动过速的儿童中观察到，首次单相能量2J/kg只能使18% ~ 50%的患儿终止室颤，而相同能量的双相电流除颤则有效率可达48%，提示双相电流的电击效果可能优于单相电流。

三、自动体外电除颤

自动体外电除颤（automated external defibrillator，AED）是一种由微型计算机编程与控制、自动化、便携式除颤仪。它具有自动分析心律的功能，能够迅速识别与判断可除颤性心律。AED使用方便，非医学专业人员经过短暂学习也可以安全使用。现代的AED大多采用双相波技术，而且除颤的能量水平可以由仪器生产厂家或使用者预先设置。一般认为，大于8岁的儿童可耐受成人除颤能量剂量，可选用AED除颤。

（一）体外电除颤有同步与非同步两种模式

1. 同步电复律，即除颤仪的电脉冲释放由患者心电R波所激发，以使其恰好落在R波的降支上，从而避开心肌的易损期。

2. 非同步电复律，如果除颤仪的电脉冲释放与患者心电R波无关，即不是由R波所激发，则称为非同步电复律，习惯上称为电除颤。

（二）适应证

1. 同步电复律适用于心房颤动（房颤）与心房扑动（房扑）、室上性心动过速（室上速）与室性心动过速（室速），并且伴有血液动力学障碍。

2. 非同步电除颤的适应证主要是心室颤动（室颤），包括室颤的前奏心室扑动（室扑）或无脉性室速。室颤、室扑或无脉性室速是致命性心律失常，必须在极短时间内将其消除，所以它们是非同步电除颤的紧急适应证。

第2节　儿童电除颤的操作要点

一、电极板选择

电极大小因年龄而异，婴幼儿直径4.5cm，儿童8cm；根据需要可以选择不同规格的电极板或一次性可粘贴电极片。

二、能量剂量选择

同步电复律首剂量为0.5~1J/kg，后续剂量为2J/kg。

除颤首剂量2J/kg，第二次剂量4J/kg，后续电击≥4J/kg，最大量不超过10J/kg或成人剂量。

三、电极板位置

一次性可粘贴电极板分前后粘贴（图9-1）；金属除颤电极板为胸骨右缘2~3肋间和左腋中线第4肋间（图9-2）。

四、注意事项

1. 除颤时，除颤完毕立即进行胸外心脏按压，2分钟后再评估心率。

2. 同步电复律时，按下放电按钮后需将电极板在患儿身上停留3秒，待除颤仪感应放电后再取下电极板，尽量缩短电除颤与心脏按压之间的时间停顿。

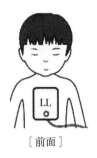
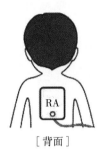

[前面]　　　　　　　[背面]

图9-1　婴幼儿电极板位置

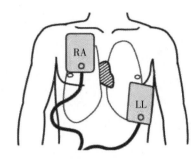

图9-2　金属电极板位置

3. 评估心律如仍为心室颤动和无脉搏室性心动过速，可给予再次电击，两次电击间隔时间≥2分钟，其间持续心肺复苏，如转为窦性心律，继续其他的生命支持治疗。

五、操作后处理

1. 爱护体贴患儿，保持局部皮肤清洁干净。

2. 整理物品，酒精纱布清洁电极板，归位，将除颤仪连接电源充电，补充用物。

3. 记录除颤时间、模式、能量、效果、局部皮肤及有无并发症。

4. 观察其他并发症，包括心肌损伤、心律失常、急性肺水肿、体循环肺栓塞。

5. 向患者及家属说明病情。

六、常见并发症

心律失常、心肌损伤、皮肤灼伤、血栓栓塞。

参考文献

[1] 中国新生儿复苏项目专家组. 新生儿复苏指南[J]. 中国新生儿科杂志, 2011, 26(4): 224-228.

[2] 李钰瑶, 袁红秀, 王晓东, 等.2022年心肺复苏与心血管急救科学和治疗建议国际共识解读——儿童和新生儿生命支持[J]. 华西医学, 2023, 38(11): 1640-1647.

关维　于生喜

第10章　小儿门诊麻醉/镇静

儿童在门诊诊疗过程中是特殊医疗群体。门诊各类疾病诊查结果对疾病的早期确诊治疗具有重要参考价值。但检查方式引起的疼痛不适及检查环境带来的恐惧，常导致患儿哭闹不止，无法配合检查的正常进行，尤其如心脏彩超、心电图、眼科、听力等对静止要求高的检查。诊查过程对生理和心理所致的双重影响不仅是儿科诊治中的最大障碍，也对患儿远期身心造成不良影响。

越来越多的儿童门诊采用麻醉/镇静方式，保护患儿在接受门诊诊查过程的安全和利益，减少患儿躯体不适和疼痛，控制患儿焦虑，减少心理创伤并增强对诊疗过程的遗忘。在脱离医疗监测时，确保患儿在行为和（或）运动控制状态下完成诊查过程，提高患儿的配合度和门诊诊查的成功率。

第1节　小儿门诊麻醉/镇静的种类和特点

门诊麻醉/镇静主要指在门诊接受诊断性检查或治疗性操作的患儿所实施的麻醉/镇静。

一、小儿门诊麻醉/镇静种类

小儿门诊麻醉/镇静主要包括以下4类：

1. 影像学检查：心脏彩超、磁共振检查（magnetic resonance imaging，MRI）、计算机断层扫描（computed tomography，CT）、特殊B超检查（眼部、髋关节、血管等）等。

2. 功能检查：听力检查、眼科检查、神经电生理检查（诱发电位、脑电图检查）、肺功能检查等。

3. 穿刺性检查：蛛网膜下腔穿刺、骨髓穿刺等。

4. 内镜检查：胃肠镜检查术、纤维支气管镜检查术等。

二、小儿门诊麻醉/镇静特点

1. 检查场所通常远离手术室，发生紧急情况或麻醉仪器发生故障时与麻醉医生配合的医护人员难以给予有效的支援和帮助。

2. 检查场所设计空间有限，不方便麻醉医生操作；麻醉医生不能一直停留在患者身边直接观察患者情况，需要通过观察窗及显示仪来观察和监护患者，存在对突发事件反应滞后的可能。

3. 门诊患者接受镇静当日离开医院，要求镇静效果迅速平稳、恢复快、术后并发症少。

因此，儿童门诊镇静难度更大，风险更高，对麻醉医生要求也更高。

第2节　小儿门诊麻醉/镇静的人员和设备配置条件

一、人员配置

1. 至少1名主治医师资格以上且有 > 1年小儿麻醉经验的麻醉医生负责。

2. 一个操作单位配备1名以上经过麻醉/镇静培训、小儿高级生命支持培训的医护人员配合麻醉医生工作。

二、设备配置

小儿门诊的设备配置应不低于常规手术室内的设备，具体要求如下：

1. 可靠的供氧和吸氧装置，包括氧源、鼻导管/吸氧面罩、手控呼吸气囊、简易呼吸囊等。

2. 监测仪可监测脉搏血氧饱和度（oxygen saturation，SpO_2）、心电图、血压、呼气末二氧化碳（end-tidal carbon dioxide，$P_{ET}CO_2$），有条件者应监测$P_{ET}CO_2$浓度及麻醉深度以及便携式监测仪（可监测脉搏SpO_2和脉率）。

3. 单独的负压吸引装置。

4. 配备除颤仪、包含急救药物及心肺复苏抢救设备的急救车。

5. 足够的空间和充分的照明设备。

6. 复苏/转运手推车。

7. 有镇静恢复室，恢复室内应配备氧源及吸氧装置、负压吸引装置、监护仪和抢救设备。

8. 有与手术室人员快捷联络的通信设备。

9. 门诊手术室及需要进行气管插管全身麻醉的场所还应配备麻醉机/呼吸机。

第3节　小儿门诊麻醉/镇静前的准备

一、麻醉/镇静前评估

镇静前评估的要求和内容与择期手术的麻醉前评估一致，主要从病史采集、体格检查和辅助检查3个方面来进行，重点关注患儿以下4个方面的问题。

（一）病史采集

1. 患儿的年龄。

2. 患儿现病史，以及目前疾病对呼吸系统、循环系统、肝肾功能的影响。

3. 既往麻醉/镇静史和手术史、用药史、过敏史和家族史。

4. 近2周内是否有上感史，是否存在打鼾、呼吸暂停、呼吸困难等症状。

5. 系统回顾关注：

（1）是否存在先天性心脏疾病。

（2）是否存在癫痫、颅脑占位、遗传代谢等神经系统疾病。

（3）是否存在营养不良、水电解质紊乱等情况。

（二）体格检查

1. 身高、体重。

2. 基本生命体征：心率、呼吸频率、SpO_2、血压、体温。

3. 呼吸系统：是否存在困难气道、呼吸道梗阻症状、呼吸音异常等，学龄期儿童注意检查牙齿松动情况。

4. 循环系统：是否存在心律失常、心脏杂音等。

（三）辅助检查

1. 因影像学及功能检查而行中深度镇静治疗的患儿，如果无特殊病史可以不要求辅助检查。

2. 行全身麻醉下各种检查可根据所在医院实际情况有所简化，但全身麻醉下行手术性操作的患儿，辅助检查的评估应与手术室内择期手术相同，包括基本的血常规、凝血常规、肝肾功能、心电图、胸片。有特殊疾病或并发症的患儿根据病情需要行其他特殊辅助检查的评估。

（四）其他

1. 患儿是否存在反流误吸的风险。

2. 胃肠镜检查的患儿要特别注意是否存在消化道出血及消化道梗阻的情况。

3. 对于行介入操作的患儿要特别关注是否存在造影剂过敏史或相关药物不良反应史。

4. 门诊患儿检查量大，最好能设置麻醉门诊提前做好相关评估。

二、患者知情告知

1. 告知患儿/家属麻醉/镇静的方式、麻醉/镇静的目的及可能存在的风险，签署麻醉/镇静同意书，并告知麻醉/镇静前后的注意事项。

2. 麻醉/镇静前禁食，对于实施全身麻醉的患儿，术前禁食禁饮应按照"2-4-6-8"的原则（表10-1）。

表10-1　术前禁食禁饮种类及时间

种类	时间
清饮	2小时
母乳	4小时
配方奶或牛奶	6小时
普通固体食物	6小时
油炸、脂类固体食物	8小时

三、仪器药物的准备

充分备好患儿在镇静中所需仪器和药物：

（一）仪器准备

1. 镇静实施中所需的设备，包括与患儿相适应的面罩、辅助呼吸装置、吸痰管及吸引装置、氧气源、听诊器。

2. 急救所需的设备，包括不同型号的面罩及气管导管、小儿喉镜、口/鼻咽通气道、吸痰管及吸引装置、辅助呼吸装置及麻醉机。

（二）药物准备

1. 实施镇静所需的药物：丙泊酚、依托咪酯、咪达唑仑、艾司氯胺酮、右美托咪定、舒芬太尼、瑞芬太尼、曲马多等。

2. 急救药物：包括肾上腺素、阿托品等，如实施非气管插管全身麻醉的患儿，还应常规准备一套进行快速气管插管所需的药物。

第4节 小儿门诊麻醉/镇静的实施

一、麻醉/镇静程度分级

根据不同检查操作的需要,镇静/麻醉程度可分等级如表10-2所示。

表10-2 麻醉/镇静程度分级

	轻度镇静	中度镇静	深度镇静	全身麻醉
反应	对语言刺激反应正常	对语言或触觉刺激存在有目的的反应	对反复刺激或伤害性刺激有反应	对伤害性刺激无反应
气道情况	无影响	无须干预	可能需要干预	通常要干预
自主通气	无影响	足够	可能不足	通常不足
心血管功能	无影响	通常能保持	通常能保持	可能受损

二、麻醉/镇静的药物和方法

(一)水合氯醛

水合氯醛是儿童中深度镇静最常用的药物。

用法:口服10%水合氯醛50mg/kg,起效时间为15~30分钟,达峰时间约30分钟,维持时间为60~120分钟,镇静成功率为70%~90%。

治疗剂量的水合氯醛药效温和,药物不良反应小。

大剂量使用水合氯醛(>75mg/kg)可能造成呼吸抑制和心肌抑制,最大剂量不能超过1g/d。针对月龄小于1个月的早产儿、新生儿、重症先天性心脏病患儿,起始剂量需要酌情减至20~40mg/kg,以免出现呼吸抑制、心血管意外等。

(二)苯巴比妥

苯巴比妥也是儿童镇静较常用的药物,常用静脉注射和肌内注射两种给药方式。

静脉注射:1~2mg/kg,给药后3~5分钟起效,作用维持时间15~45分钟,但可能引起呼吸抑制和低血压。

肌内注射:2~6mg/kg,给药后10~15分钟起效,作用维持时间60~120分钟。

(三)咪达唑仑

咪达唑仑是最常用于麻醉/镇静的苯二氮䓬类药物,可采用静脉注射、鼻腔给药、口服三种方式。

静脉给药:0.05~0.1mg/kg,起效时间为2~3分钟,维持时间为45~60分钟。

鼻腔给药：0.5mg/kg，起效时间为5分钟。

口服：0.50 ~ 0.75mg/kg，口服用药由于首过消除效应血药浓度并不稳定，不推荐首选使用。

咪达唑仑可以单独作为小儿镇静的药物，也可以作为静脉全身麻醉的辅助用药。静脉注射咪达唑仑具有"顺行性遗忘"的优点，但与其他麻醉镇静类药物合用时可能出现苏醒时间过长、呼吸抑制等药物不良反应。

（四）右美托咪定

右美托咪定是近年来较常用的镇静药物，优点：不会引起呼吸抑制。用于儿童中深度镇静最常用的方式是鼻内给药。

单纯鼻内给予原液0.01%右美托咪定1.5 ~ 3.0μg/kg能达到85%以上的镇静成功率。单纯给药1μg/kg后起效时间为25分钟，镇静持续时间为85分钟。

氯胺酮（1 ~ 2mg/kg）与右美托咪定（2 ~ 3μg/kg）联合鼻内给药，可缩短镇静起效时间［起效时间短，（11.5 ± 5.7）分钟］，减少因中途转运所致镇静失败，提高镇静成功率（可达95%以上），同时右美托咪定也减少氯胺酮导致的高血压、心动过速、烦躁等并发症。

鼻内给药时可以使用特定的鼻腔给药装置喷鼻也可以用注射器滴鼻，镇静成功率均能达到80%以上。

（五）丙泊酚

丙泊酚是最常用的静脉麻醉/镇静药之一，具有起效快、作用时间短、苏醒快、术后烦躁发生率低等特点，适于小儿全身麻醉。对镇痛要求不高的操作可以单纯使用丙泊酚静脉麻醉即可，对于镇痛要求较高的操作可以采用丙泊酚复合阿片类药物麻醉。

小儿中深度镇静的使用剂量为1mg/kg、追加剂量0.5mg/kg。静脉麻醉剂量2 ~ 3mg/kg，维持剂量为2 ~ 3mg/kg/h。在使用过程中需注意可能出现短暂的呼吸抑制。丙泊酚与右美托咪定复合应用可以降低单独使用丙泊酚引起呼吸抑制的发生率。

（六）氯胺酮

氯胺酮具有很强的镇痛和镇静作用，可用于有明显疼痛刺激操作的麻醉/镇静。

小剂量静脉注射0.5 ~ 1mg/kg即可达到较好的镇静效果。1 ~ 2mg/kg静脉注射可以达到全身麻醉的效果，没有明显的呼吸抑制作用。静脉注射后起效时间为1分钟，完全苏醒时间为50 ~ 110分钟。其主要不良反应为气道分泌物增多，通常需要与阿托品、长托宁等抗胆碱类药物合用。

（七）阿片类药物

阿片类药物通常在有疼痛刺激情况下，作为麻醉/镇静的辅助用药使用。

芬太尼、舒芬太尼是长效阿片类镇痛药，作用持续时间为30～60分钟。瑞芬太尼是超短效的阿片类镇痛药，起效快，清除半衰期为10分钟，停药后能迅速苏醒，可用于短小门诊手术的麻醉。阿片类药物在使用剂量较大、推注速度过快时可能出现呼吸抑制和胸壁僵硬等并发症。

（八）吸入麻醉药

1. 七氟烷是小儿吸入麻醉的首选药物。其血/气分配系数低，因此利于麻醉诱导，麻醉深度和清醒速度更易于调控，肝肾副作用小、血流动力学稳定、镇痛效果好，具有一定的肌松作用，可单独用于有疼痛刺激操作的麻醉/镇静，但容易出现术后躁动。

2. 氧化亚氮常用于口腔科门诊治疗的镇静。其麻醉诱导与苏醒迅速、麻醉作用较弱、镇痛作用较强、对循环功能影响小。吸入浓度30%以上可达到满意的镇静效果。在使用过程中需注意出现弥散性缺氧的风险，有肠梗阻或阻塞性肺疾病的患儿禁用。

三、门诊麻醉/镇静监护

在实施门诊麻醉/镇静的过程中，需要对患儿进行持续的观察和监测。要全程观察患儿的皮肤颜色/唇色、呼吸情况，监测患儿生命体征。

1. 常规监测应包括监测心率、血压、SpO_2。

2. 合并心脏功能异常的患儿应常规监测心电图。

3. 条件允许下可行麻醉深度监测、呼气末麻醉气体浓度监测。

4. 对于心导管检查及其他持续时间较长、对血流动力学影响较大的检查或手术，需要进行有创动脉压监测和血气分析。

5. 小儿体温调节功能不全，体温易随环境温度而改变，如检查或手术时间长，应保持适当的环境温度，监测体温，采取电热毯或暖风机等保温措施，一旦体温下降，应予复温。

四、门诊麻醉/镇静方式的选择

结合患儿一般情况、检查所需时间、操作检查对患儿的刺激、操作者的熟练程度等，针对不同的检查选择不同的麻醉/镇静方式，基本原则如下：

（一）无创无痛性检查

包括影像学检查、功能检查，要求患儿达到中度至深度镇静即可。

可采用口服水合氯醛、静脉或肌内注射苯巴比妥、右美托咪定或艾司氯胺酮鼻内给药等方法。

镇静过程中持续观察患儿的皮肤颜色/唇色、呼吸情况，间断监测心律、SpO_2、血压等生命体征。

（二）轻度疼痛刺激的操作

包括穿刺性检查、内镜检查、口腔科检查、门诊异物取出及门诊小手术等，需要患儿在深度镇静或在全身麻醉下完成。

可采用丙泊酚静脉全身麻醉、局部麻醉复合静脉全身麻醉、七氟烷/氧化亚氮吸入麻醉、小剂量氯胺酮麻醉/镇静等方法。

麻醉/镇静过程中持续监测患儿心率、SpO_2、血压，全身麻醉的患儿应持续监测心电图，有条件的情况下还应持续监测$P_{ET}CO_2$。

（三）有明显疼痛刺激、持续时间长或对患儿呼吸循环干扰较大的操作

包括介入检查和治疗、心导管检查、口腔科补牙、部分门诊手术等，需要患儿在全身麻醉下才能完成。采用复合阿片类药物或区域阻滞的全身麻醉，气管插管（喉罩）全身麻醉等方法。麻醉过程中应持续监测心率、SpO_2、血压、心电图和$P_{ET}CO_2$。

（四）疑有颅内高压的小儿慎用深度镇静

呼吸抑制所导致的$PaCO_2$增高有可能加重颅内高压，在麻醉/深度镇静时应加强气道的管理和氧合情况的监测。

第5节　几种常见小儿门诊麻醉/镇静的操作流程

一、影像学检查和功能检查

包括：心脏彩超、MRI、CT检查、核医学检查，如单光子发射计算机断层成像术（single-photon emission computed tomography，SPECT）、正电子发射型计算机断层显像（positron emission computed tomography，PET）、听力检查、眼科检查、神经电生理检查等。

特点：检查本身对患儿的生命体征没有干扰，没有疼痛刺激，但可能存在听觉、触觉和视觉的刺激，因此这类检查仅需要达到中度至深度镇静的程度，即可满足检查的需要。

通常选用的镇静方式为口服水合氯醛。当单纯使用水合氯醛镇静失败时可以采用咪达唑仑0.05～0.1mg/kg静脉注射或右美托咪定鼻内给药0.5～1μg/kg进行补救。

可首选右美托咪定联合艾司氯胺酮鼻内给药的方式予以镇静，当使用补救方式后患儿仍不能达到理想的镇静状态而无法完成检查时，则需要在做好禁食准备以后采用丙泊酚静脉全身麻醉/镇静的方法。具体操作为：缓慢静脉注射丙泊酚初始负荷剂量

1～1.5mg/kg（5%葡萄糖液稀释丙泊酚为0.33%），待患儿睫毛反射消失、全身肌肉松弛、吸空气情况下$SpO_2 > 95\%$即达到镇静要求。如果检查时间过长，可间断静脉追加丙泊酚1mg/kg。给药和检查期间必须持续监测患儿的生命体征，备好吸氧装置。

MRI的患者监测：由于磁场作用，普通的监护仪均不能使用，需采用与磁场兼容的特殊监测仪。如果没有此类监测仪，可以在不影响检查图像效果的情况下使用便携式无线经皮SpO_2监测仪同时监测患者的心率及SpO_2，由护士或患者家属观察数据，或通过摄像监控系统同步传输到MRI室外监测屏上，便于麻醉医生监控。另一种监测的方法是进行$P_{ET}CO_2$监测，采用延长的旁流式采样管行$P_{ET}CO_2$监测是判断通气是否恰当的有效方法，但是取样管过长使信号的传导有时间延误，禁用主流式传感器。同时需注意所有接触患儿的监护设备没有磨损所致的金属线外露，否则会导致患儿灼伤。有条件者需监测患儿咽温或肛温，以免检查过程中中心体温升高过多。

二、胃肠镜检查

一般的胃镜检查和活检对镇痛要求不高，通常采用单纯丙泊酚静脉麻醉的方法即可满足要求。缓慢注射丙泊酚初始负荷剂量2～3mg/kg，待患儿睫毛反射消失、全身肌肉松弛、呼吸平稳即可开始操作。如操作时间过长或刺激较大时可间断追加丙泊酚1～2mg/kg，也可采用持续静脉泵注丙泊酚2～3mg/（kg·h）进行维持。口咽部的表面麻醉可以减轻胃镜通过口咽部引起的呛咳。

肠镜检查操作时间较长，且肠管注气和牵拉可引起恶心、疼痛甚至肠痉挛等，其刺激较胃镜大。在注射丙泊酚的同时负荷小剂量芬太尼1～2μg/kg或舒芬太尼0.1～0.2μg/kg，也可以负荷小剂量右美托咪定1～1.5μg/kg（静脉缓慢推注或鼻内给药）。右美托咪定鼻内给药复合丙泊酚静脉注射用于胃肠镜检查，比单独使用丙泊酚和丙泊酚复合芬太尼苏醒时间更快，丙泊酚使用量更少。

对于存在活动性消化道出血，反流误吸高风险的患儿以及行食管扩张术的患儿，由于操作过程对呼吸干扰较大，容易出现呼吸道并发症，建议采用气管插管全身麻醉的方法实施麻醉/镇静。

三、纤维支气管镜检查

纤维支气管镜检查过程中检查医生和麻醉医生共用气道，会增加麻醉医生气道管理的难度，并且增加患儿通气困难。纤维支气管镜的检查对气道黏膜刺激较大，麻醉/镇静深度不够可能会造成患儿呛咳引起气道痉挛或喉痉挛。最理想的镇静状态是在检查过程中既要保持足够的镇静深度又不使患儿出现呼吸抑制。因此表面麻醉复合全身麻醉是纤维支气管镜检查最佳的麻醉方式。

静脉缓慢注射丙泊酚1~2mg/kg，待患儿入睡，睫毛反射消失后，使用利多卡因进行表面麻醉。充分表面麻醉后，置入纤维支气管镜进行检查。在检查过程中可根据麻醉深度间断给予丙泊酚1~2mg/kg或静脉持续泵注丙泊酚2~3mg/（kg·h）进行维持。检查过程中可以复合小剂量芬太尼或舒芬太尼抑制气道操作的刺激。

检查过程中应尽量维持患儿的自主呼吸，呼吸管理可以采用鼻导管吸氧或间断面罩吸氧，也可通过支气管镜进行高频通气。如检查时间较长，操作复杂可采用喉罩通气。

四、口腔门诊检查/治疗

口腔门诊的检查和治疗常常由于患儿的焦虑、恐惧、哭闹难以在清醒状态下完成。口腔操作邻近呼吸道，且口腔内冲洗液容易进入气道造成呛咳、气道痉挛等并发症，因此口腔门诊操作的麻醉/镇静对麻醉医生提出了更高的挑战。在实施儿童镇静、镇痛下口腔门诊治疗前，根据儿童的身体状况制订相应的治疗方案。

儿童镇静、镇痛下口腔门诊治疗的常用方法包括口服药物镇静下口腔治疗、经鼻氧化亚氮吸入镇静下口腔治疗、深度镇静下口腔治疗以及全身麻醉下口腔治疗等几种类型。

舌系带延长术、唇部肿物切除术、拔牙等手术时间短，并且对患儿刺激小，采用全凭静脉深度镇静或全凭吸入麻醉联合完善的局部浸润麻醉即可达到满意的麻醉效果。以6%七氟烷+6L/min O_2吸入诱导，待患儿入睡后建立静脉通路（推荐），并对手术部位实施局部浸润麻醉。使用鼻导管/鼻腔通气管吸入3%~4%七氟烷+2L/min O_2维持麻醉/镇静深度，逸气阀设为30cmH$_2$O。

多发龋齿需要补牙以及复杂多生牙拔除等手术持续时间长、疼痛刺激较大且操作过程中冲洗液较多的口腔治疗，建议使用气管内插管全身麻醉的方法，既能维持足够的麻醉深度，又有利于术中气道管理。应选用加强型气管导管或塑形气管导管经鼻气管插管，为口腔医生提供较好的术野条件。插管前鼻腔充分润滑及收缩鼻腔黏膜血管，避免鼻腔出血；拔管前应充分吸尽口腔内及鼻腔内的分泌物和冲洗液；拔管后常规雾化吸入布地奈德+肾上腺素预防喉头水肿。

第6节　小儿门诊麻醉/镇静的常见问题及处理

小儿手术室外麻醉/镇静并发症的发生率为4.8%~5.9%，且年龄越小的患儿（<1岁）以及ASA分级为Ⅲ级及以上的患儿发生并发症尤其是严重并发症的概率越高。

一、呼吸道并发症

呼吸道并发症是小儿手术室外麻醉最常见的并发症，约占所有并发症的50%，绝大多数可通过吸氧或面罩加压给氧得到缓解。其中呼吸抑制和呼吸道梗阻（舌后坠和气道痉挛）最为常见：

（一）呼吸抑制

大多数小儿手术室外麻醉会保留患儿自主呼吸，当麻醉/镇静较深时可能出现呼吸抑制，发现后应及时面罩给氧辅助通气直到呼吸恢复为止。如不能恢复，应进行气管插管控制呼吸或喉罩辅助通气。

（二）舌后坠

肥胖患儿、扁桃体肥大患儿以及麻醉较深时，容易出现舌后坠，当出现舌后坠时可使患儿轻度头后仰并托起下颌，如仍无改善可采用鼻/口咽通气道甚至喉罩辅助通气。

（三）喉痉挛、支气管痉挛

当麻醉较浅时，检查操作刺激可能造成患儿出现气道痉挛，尤其在纤维支气管镜检查中更容易发生。当气道痉挛发生后应立即停止检查操作，面罩加压给氧，加深麻醉，如仍无缓解应及时给予神经肌肉阻滞剂行气管插管控制呼吸。

二、循环系统并发症

（一）心律失常

以室性早搏、室性或室上性心动过速及传导阻滞多见，通常不需要药物治疗，将导管前端退离右室壁，暂停操作，常可恢复窦性心律。室性心动过速、多源性室性早搏、Ⅲ度房室传导阻滞，极易发展成心室颤动、心脏骤停，应立即停止操作，用利多卡因或阿托品、异丙肾上腺素等药物治疗。心动过缓可因导管刺激所致，但低氧血症、酸中毒、心排出量低也可以引起，出现心动过缓时除了药物治疗外还应查找原因。

（二）低血压

麻醉期间缺氧、失血、严重心律失常、麻醉处理不当等是低血压的常见原因。麻醉/镇静期间应开放静脉通路，及时输液输血和应用药物，根据不同原因及时纠正低血压。

三、其他

（一）苏醒期躁动

躁动是小儿麻醉后苏醒期常见的并发症，发生率约为8.6%，尤其常见于单纯吸入麻醉的患儿。建议术中适当使用右美托咪定，以降低术后躁动的发生率。术后躁动一旦出现，不管有无疼痛，低剂量的芬太尼（2μg/kg鼻内给药或1~2.5μg/kg静脉注射）都可减轻躁动的程度和减少持续时间。术后复苏观察期间可使用约束带，避免患儿因躁动出现坠床的风险。疼痛是小儿手术室外麻醉的常见问题之一，也是术后躁动的原因之一。建议采用联合局部麻醉药、非甾体抗炎药及阿片类镇痛药的多模式镇痛来管理术后疼痛。

（二）恶心呕吐

恶心呕吐是小儿麻醉可能发生的并发症。建议术中常规预防性使用抑制呕吐药物，推荐药物为格拉司琼20μg/kg静脉推注，如术后出现恶心呕吐应继续留院观察，直到症状缓解为止。

第7节　小儿手术室外麻醉/镇静后的管理

小儿手术室外麻醉/镇静的患者多数为门诊患者，麻醉后直接离院回家，失去了医护人员的观察护理和及时救治的条件。因此，充分的麻醉/镇静后复苏、严格掌握离院标准以及对患儿家长的详尽指导至关重要。

一、麻醉/镇静后复苏

所有麻醉/镇静后的患儿都需要在复苏室观察30分钟以上，并由专人及时观察记录复苏情况，达到离室标准后方可离开。未能达到复苏标准者应留在复苏室继续观察。门诊患儿如发生苏醒延迟，过敏或呼吸循环不稳定、严重麻醉并发症者应收入院继续观察治疗。

当改良Aldrete评分≥9分或改良Aldrete评分不低于镇静前评分时，患儿可离开复苏室。

二、离院标准

麻醉/镇静后直接回家的患儿必须确认其呼吸循环稳定，无明显疼痛及恶心呕吐，手术区域无明显出血，且有家长陪同的情况下方可离院。除此以外，根据不同的麻醉方法还要达到以下标准方可离开医院。

（一）中深度镇静患儿的离院标准

单独使用水合氯醛镇静的患儿自最后一次用药时间起，需在医院观察1小时以上方可离院。

复合使用其他麻醉/镇静药物镇静的患儿需达到改良Aldrete评分≥9分并至少观察1小时以上方可离院。

（二）全身麻醉后离院标准

1. 非气管插管全身麻醉的患儿苏醒后1小时以上，经医生评估改良Aldrete评分=10分或不低于镇静前评分且进食后无恶心呕吐方可离院。

2. 气管插管（包括喉罩）的患儿需在拔管后4小时以上，完成雾化，经医生评估Aldrete评分=10分或不低于镇静前评分且进食后无恶心呕吐后可离院。

（三）区域阻滞患儿的离院标准

除了以上全身麻醉后标准外，实施区域阻滞的患儿还应达到以下标准方可离院：

1. 下肢感觉正常，肌力及本体感觉恢复。

2. 交感神经功能恢复：包括肛周感觉恢复、足底反射正常及蹈趾本体感觉恢复。

三、麻醉/镇静后注意事项

即使患儿已经达到离院标准，但是药物的残留作用可能依然存在，约半数患者在术后1～2日依然存在观察力、判断力、肌张力等方面的问题，所以必须向家长说明以下注意事项：

1. 患儿在麻醉后24小时内必须有专人看护，下地行走时需要预防跌倒。

2. 进食的顺序应遵从清水–流质食物–固体食物的顺序，逐渐加量，以不出现腹胀、恶心呕吐为原则。

3. 如有伤口疼痛可遵医嘱服用少许非甾体抗炎药。

4. 有任何不适请及时回院就诊或于当地医院就诊。

5. 请家长记录紧急情况下的求助电话，提供医院24小时值班电话。

6. 有条件的医院可以设立一个专门的岗位提供术后48小时的电话随访。

参考文献

[1] 张马忠. 小儿麻醉手册[M]. 第2版. 北京: 世界图书出版公司, 2017.

[2] 张马忠, 王炫, 张建敏. 小儿麻醉与围术期医学[M]. 中文翻译版. 北京: 世界图书出版公司. 2018.

[3] 熊利泽, 董海龙, 侯丽宏. 小儿麻醉学[M]. 第2版. 西安: 第四军医大学出版社. 2012.

[4] 杨丽芳, 张建敏, 张马忠. 儿科麻醉学[M]. 中文翻译第6版. 北京: 中国科学技术出版社. 2022.

[5] 左云霞, 张马忠, 王天龙. 儿科麻醉学[M]. 北京: 人民卫生出版社. 2024.

[6] 上官王宁, 尹宁, 左云霞, 等. 小儿手术室外麻醉/镇静专家共识: 2017版[EB/OL].(2019–06–10)[2024–10–20]. https://wenku.baidu.com/view/565cf187a200a6c30c225901020–20740be1ecd81.html.

王锦媛　王筱涵